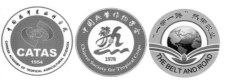

中国热带农业科学院　中国热带作物学会　组织编写
密克罗尼西亚常见植物图鉴系列丛书

总主编：刘国道

General Editor : Liu Guodao

# 密克罗尼西亚联邦
## 药用植物图鉴

Field Guide to The Medicinal Plants in FSM

王清隆　顾文亮　主编

Editors in Chief : Wang Qinglong　Gu Wenliang

中国农业科学技术出版社

图书在版编目（CIP）数据

密克罗尼西亚联邦药用植物图鉴 / 王清隆，顾文亮主编 . —
北京：中国农业科学技术出版社，2019.4
（密克罗尼西亚常见植物图鉴系列丛书 / 刘国道主编）
ISBN 978-7-5116-4140-3

Ⅰ . ①密… Ⅱ . ①王… ②顾… Ⅲ . ①药用植物—密克罗尼西
亚联邦—图集 Ⅳ . ① R282.71-64

中国版本图书馆 CIP 数据核字（2019）第 072220 号

责任编辑　徐定娜
责任校对　贾海霞

出 版 者　中国农业科学技术出版社
　　　　　北京市中关村南大街 12 号　邮编：100081
电　　话　（010）82109707（编辑室）　（010）82109702（发行部）
　　　　　（010）82109709（读者服务部）
传　　真　（010）82109707
网　　址　http://www.castp.cn
发　　行　各地新华书店
印 刷 者　北京科信印刷有限公司
开　　本　787 mm×1 092 mm　1 /16
印　　张　9
字　　数　208 千字
版　　次　2019 年 4 月第 1 版　2019 年 4 月第 1 次印刷
定　　价　68.00 元

# 《密克罗尼西亚常见植物图鉴系列丛书》

## 总 主 编：刘国道

# 《密克罗尼西亚联邦药用植物图鉴》
## 编写人员

主　　　编：王清隆　　顾文亮

副 主 编：游 雯　　羊 青

编写人员：（按姓氏拼音排序）

| | | | |
|---|---|---|---|
| 范海阔 | 弓淑芳 | 顾文亮 | 郝朝运 |
| 黄贵修 | 李伟明 | 刘国道 | 刘少姗 |
| 唐庆华 | 王金辉 | 王茂媛 | 王清隆 |
| 王媛媛 | 王祝年 | 晏小霞 | 羊 青 |
| 杨光穗 | 杨虎彪 | 游 雯 | 郑小蔚 |

摄　　　影：王清隆　　郝朝运

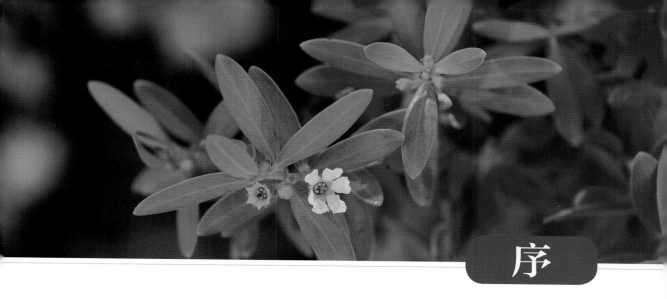

# 序

　　太平洋岛国地区幅员辽阔，拥有 3 000 多万平方千米海域和 1 万多个岛屿；地缘战略地位重要，处于太平洋东西与南北交通要道交汇处；自然资源丰富，拥有农业、矿产、油气等资源。2014 年习近平主席与密克罗尼西亚联邦（下称"密联邦"）领导人决定建立相互尊重、共同发展的战略伙伴关系，翻开了中密关系新的一页。2017 年 3 月，克里斯琴总统成功对中国进行访问，习近平主席同克里斯琴总统就深化两国传统友谊、拓展双方务实合作，尤其是农业领域的合作达成广泛共识，为两国关系发展指明了方向。2018 年 11 月，中国国家主席习近平访问巴布亚新几内亚并与建交的 8 个太平洋岛国领导人举行了集体会晤，将双方关系提升为相互尊重、共同发展的全面战略伙伴关系，开创了合作新局面。

　　1998 年，中国政府在密联邦实施了中国援密示范农场项目，至今已完成了 10 期农业技术合作项目。2017—2018 年，受中国政府委派，农业农村部直属的中国热带农业科学院，应密联邦政府要求，在密联邦开展了农业技术培训与农业资源联合调查，培训了125 名农业技术骨干，编写了《密克罗尼西亚联邦饲用植物图鉴》《密克罗尼西亚联邦花卉植物图鉴》《密克罗尼西亚联邦药用植物图鉴》《密克罗尼西亚联邦果蔬植物图鉴》《密克罗尼西亚联邦椰子种质资源图鉴》和《密克罗尼西亚联邦农业病虫草害原色图谱》等系列著作。

　　该系列著作采用图文并茂的形式，对 492 种密联邦椰子、果蔬、花卉、饲用植物和药用植物等种质资源及农业病虫草害进行了科学鉴别，是密联邦难得一见的农业资源参考文献，是中国政府援助密联邦政府不可多得的又一农业民心工程。

　　值此中国—太平洋岛国农业部长会议召开之际，我对为该系列著作做出杰出贡献的来自中国热带农业科学院的专家们和密联邦友人深表敬意和祝贺。我坚信，以此系列著作的出版和《中国—太平洋岛国农业部长会议楠迪宣言》的发表为契机，中密两国农业与人文交流一定更加日益密切，一定会结出更加丰硕的成果。同时，我也坚信，以中国热带农业科学院为主要力量的热带农业专家团队，为加强中密两国农业发展战略与规划对接，开展农业领域人员交流和能力建设合作，加强农业科技合作，服务双方农业发展，促进农业投资贸易合作，助力密联邦延伸农业产业链和价值链等方面做出更大的贡献。

中华人民共和国农业农村部副部长：

2019 年 4 月

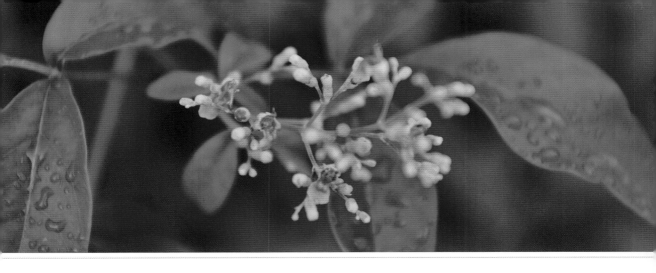

位于中北部太平洋地区的密克罗尼西亚联邦，是连接亚洲和美洲的重要枢纽。密联邦海域面积大，有着丰富的海洋资源、良好的生态环境以及独特的传统文化。

中密建交 30 年来，各层级各领域合作深入发展。党的十八大以来，在习近平外交思想指引下，中国坚持大小国家一律平等的优良外交传统，坚持正确义利观和真实亲诚理念，推动中密关系发展取得历史性成就。

中国政府高度重视发展中密友好关系，始终将密联邦视为太平洋岛国地区的好朋友、好伙伴。2014 年，习近平主席与密联邦领导人决定建立相互尊重、共同发展的战略伙伴关系，翻开了中密关系新的一页。2017 年，密联邦总统克里斯琴成功访问中国，习近平主席同克里斯琴总统就深化两国传统友谊、拓展双方务实合作达成广泛共识，推动了中密关系深入发展。2018 年，习近平主席与克里斯琴总统在巴新再次会晤取得重要成果，两国领导人决定将中密关系提升为全面战略伙伴关系，为中密关系未来长远发展指明了方向。

1998 年，中国政府在密实施了中国援密示范农场项目，至今已完成 10 期农业技术合作项目，成为中国对密援助的"金字招牌"。2017 至 2018 年，受中国政府委派，农业农村部直属的中国热带农业科学院，应密联邦政府要求，在密开展了一个月的密"生命之树"椰子树病虫害防治技术培训，先后在雅浦、丘克、科斯雷和波纳佩四州培训了125 名农业管理人员、技术骨干和种植户，并对重大危险性害虫——椰心叶甲进行了生物防治技术示范。同时，专家一行还利用培训班业余时间，不辞辛苦，联合密联邦资源和发展部及广大学员，深入田间地头开展椰子、槟榔、果树、花卉、牧草、药用植物、瓜菜和病虫草害等农业资源调查和开发利用的初步评估，组织专家编写了《密克罗尼西亚联邦饲用植物图鉴》《密克罗尼西亚联邦花卉植物图鉴》《密克罗尼西亚联邦药用植物图鉴》《密克罗尼西亚联邦果蔬植物图鉴》《密克罗尼西亚联邦椰子种质资源图鉴》《密克罗尼西亚联邦农业病虫草害原色图谱》等系列科普著作。

全书采用图文并茂的形式，通俗易懂地介绍了 37 种椰子种质资源、60 种果蔬、91 种被子植物门花卉和 13 种蕨类植物门观赏植物、100 种饲用植物、117 种药用植物和 74 种农作物病虫草害，是密难得一见的密农业资源图鉴。本丛书不仅适合于密联邦科教工作者，对于行业管理人员、学生、广大种植户以及其他所有对密联邦农业资源感兴趣的人士都将是一本很有价值的参考读物。

本丛书在中密建交 30 周年之际出版，意义重大。为此，我对为丛书做出杰出贡献的来自中国热带农业科学院的专家们和密友人深表敬意，对所有参与人员的辛勤劳动和出色工作表示祝贺和感谢。我坚信，以此丛书为基础，中密两国农业与人文交流一定会更加密切，一定能取得更多更好的成果。同时，我也坚信，以中国热带农业科学院为主要力量的中国热带农业科研团队，将为推动中密全面战略伙伴关系深入发展，推动中国与发展中国家团结合作，推动中密共建"一带一路"、共建人类命运共同体，注入新动力、做出新贡献。

中华人民共和国驻密克罗尼西亚联邦特命全权大使：黄峥

2019 年 4 月

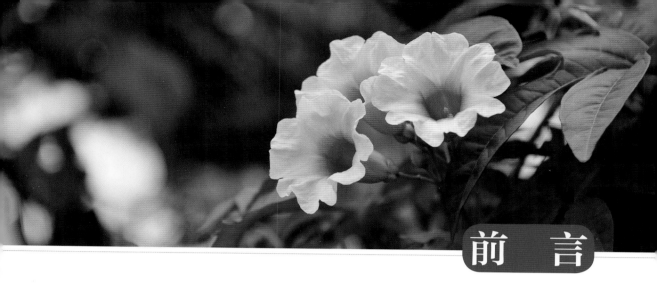

## 前　言

　　中草药是中医用来防治疾病和保健的独特药物，是人们几千年来同疾病作斗争、经过亿万人体验积累的宝贵财富。由于中草药源于大自然，无污染、疗效好、显效廉价，因而，越来越受到国际上的重视和青睐。

　　位于太平洋中部地区的密克罗尼西亚联邦，是连接亚洲和美洲的重要枢纽。密联邦海域面积大，有着丰富的海洋资源。由于岛屿分布的地理位置特殊，加之受热带季风影响，气候温暖，阳光雨量充沛，植物资源十分丰富。

　　2018年，为执行商务部援外培训项目，中国热带农业科学院到密联邦开展椰子树病虫害防治技术培训，先后在雅浦、丘克、科斯雷和波纳佩四州培训了125名农业管理人员、技术骨干和种植户，并对重大危险性害虫——椰心叶甲进行了生物防治技术示范。期间，专家们利用培训课余时间，不辞辛苦，联合密国农业资源部及广大学员，对该国椰子、果树、花卉、牧草、药用植物、瓜菜和病虫草害等农业资源全面调查和初步评价，组织编撰了《密克罗尼西亚联邦药用植物图鉴》《密克罗尼西亚联邦饲用植物图鉴》《密克罗尼西亚联邦花卉植物图鉴》《密克罗尼西亚联邦果蔬植物图鉴》《密克罗尼西亚联邦椰子种质资源图鉴》《密克罗尼西亚联邦农业病虫草害原色图谱》等系列著作。

　　本书是在野外调查的基础上，通过广泛收集、查阅和考证有关书籍和文献的基础上完成的，共收录采自密国的药用植物117种，包括蕨类植物、双子叶植物和单子叶植物。每种编写内容包括中文名、学名、性状、生境分布、药用部位、功效、主治、用法用量等，同时配有大量精美图片，是一部全面介绍密联邦药用植物资源及应用价值的专著。是密联邦科教工作者、医生、行业管理人员、学生、农户以及其他所有对密联邦药用植物资源感兴趣的人很有价值的参考读物，是中国政府援助密联邦政府的又一农业民心工程。

本书得到"一带一路"热带项目资金资助。

总主编：刘国道

2018 年 11 月

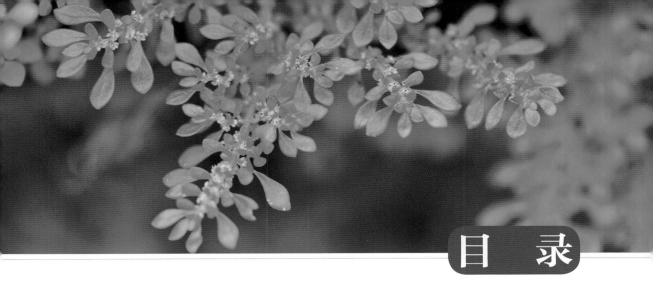

# 目 录

# ● 松叶蕨科（Psilotaceae）

## 松叶蕨

拉丁名：*Psilotum nudum* (L.) Beauv.

**性状**：附生草本。

**生境分布**：生于岩石上或附生于树干上。广泛分布于热带和亚热带。

**药用部位**：全草。

**功效**：祛风除湿，活血止血。

**主治**：风湿痹痛，风疹，经闭，吐血，跌打损伤。

**用法用量**：内服：煎汤，25~50 克；研末或浸酒。

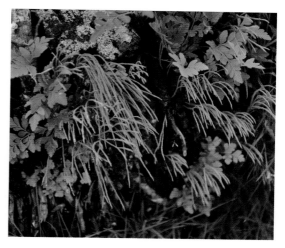

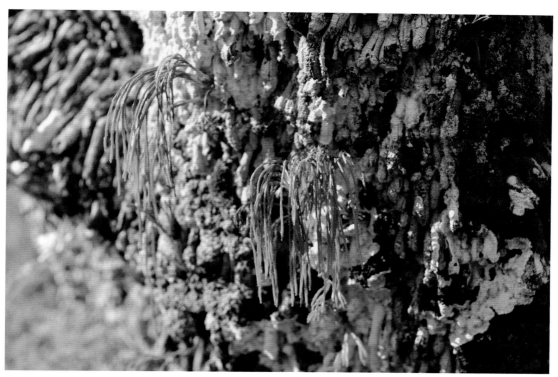

# ● 石松科（Lycopodiaceae）

## 垂穗石松

**拉丁名：** *Palhinhaea cernua* (L.) Vasc. et Franco

**性状：** 草本。

**生境分布：** 生于旷野、荒地及路旁等处。分布于亚洲其他热带地区及亚热带地区、大洋洲、中南美洲有分布。

**药用部位：** 全草。

**功效：** 祛风湿，舒筋络，活血，止血。

**主治：** 风湿拘疼麻木，肝炎，痢疾，风疹，赤目，吐血，衄血，便血，跌打损伤，汤、火烫伤。

**用法用量：** 内服：煎汤，6~15克（鲜草50~100克）。外用：煎水洗或研末调敷。

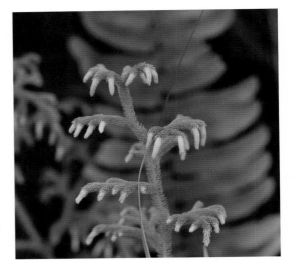

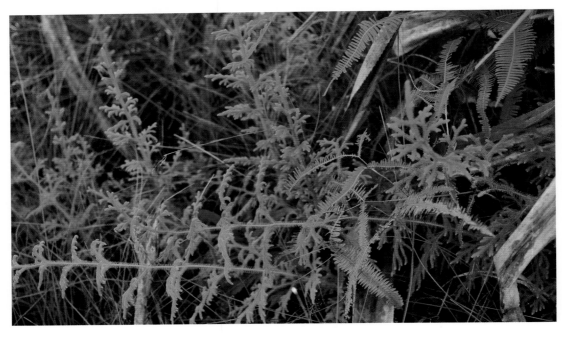

# ● 瓶尔小草科（Ophioglossaceae）

## 瓶尔小草

**拉丁名**：*Ophioglossum vulgatum* L.

**性状**：草本。

**生境分布**：生林下。分布于欧洲、亚洲、美洲等地广泛分布。

**药用部位**：全草。

**功效**：清热凉血，解毒镇痛。

**主治**：肺热咳嗽，肺痈，肺痨吐血，小儿高热惊风，目赤肿痛，胃痛，疔疮痈肿，蛇虫咬伤，跌打肿痛。

**用法用量**：9~15 克，水煎服或同时外用适量捣烂敷患处。

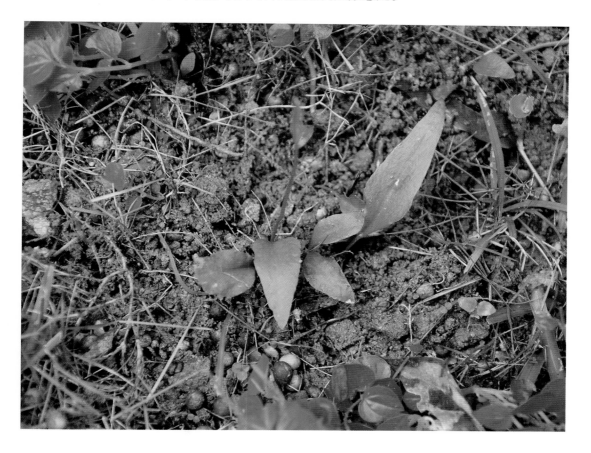

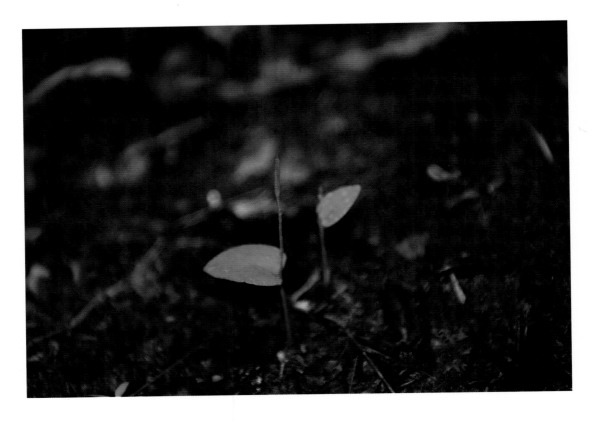

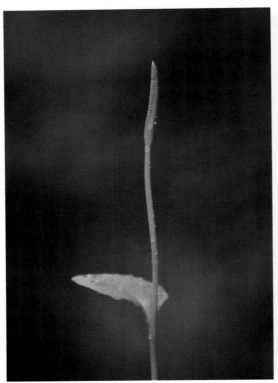

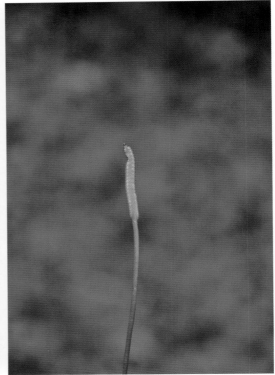

# ● 海金沙科（Lygodiaceae）

## 小叶海金沙

**拉丁名**：*Lygodium microphyllum* (Cav.) R. Br.

**性状**：蔓生攀缘草本。

**生境分布**：生于阳光充足的路旁和溪边灌丛中。分布于中国、印度南部、缅甸、南洋群岛、菲律宾。

**药用部位**：全草及孢子。

**功效**：利水渗湿，舒筋活络，通淋，止血。

**主治**：用于水肿，肝炎，淋证，痢疾，便血，风湿麻木，外伤出血。

**用法用量**：内服：煎汤，5~9克，包煎；或研末，每次 2~3 克。

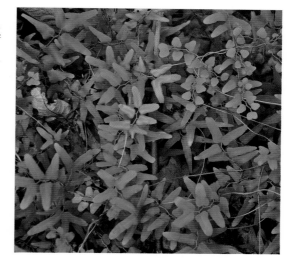

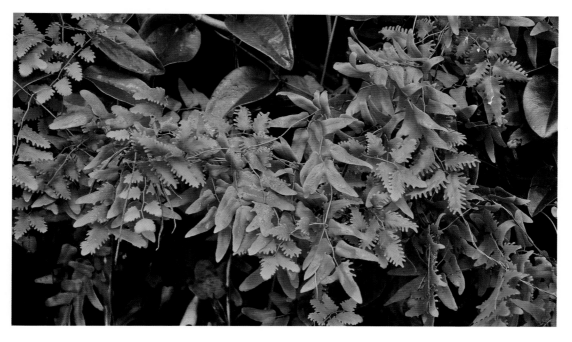

# ● 凤尾蕨科（Pteridaceae）

## 蜈蚣草

**拉丁名:** *Pteris vittata* L.

**性状:** 草本。

**生境分布:** 生于墙壁或石隙间。分布于旧大陆其他热带及亚热带地区。

**药用部位:** 全草或根状茎。

**功效:** 祛风活血,解毒杀虫。

**主治:** 流行性感冒,痢疾,风湿疼痛,跌打损伤,蜈蚣咬伤,疥疮。

**用法用量:** 内服:煎汤,6~12克。外用:煎水洗或捣敷。

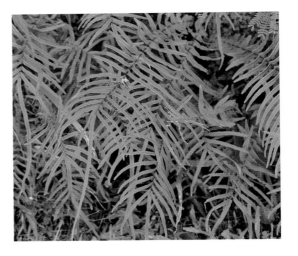

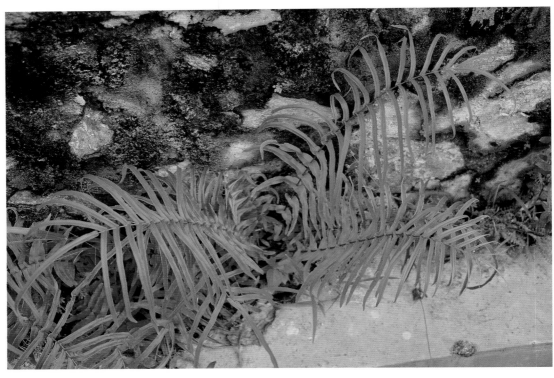

# ● 水蕨科（Parkeriaceae）

# 水 蕨

**拉丁名**：*Ceratopteris thalictroides* (L.) Brongn.

**性状**：草本。

**生境分布**：生于池沼、水田或水沟的淤泥中。广布于世界热带及亚热带各地，日本也产。

**药用部位**：全草。

**功效**：散瘀拔毒，镇咳，化痰，止痢，止血。

**主治**：胎毒，痰积，跌打，咳嗽，痢疾，淋浊；外用治外伤出血。

**用法用量**：内服：煎汤，15~30克。外用：适量，捣敷。

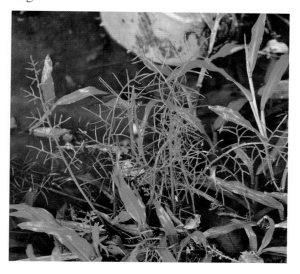

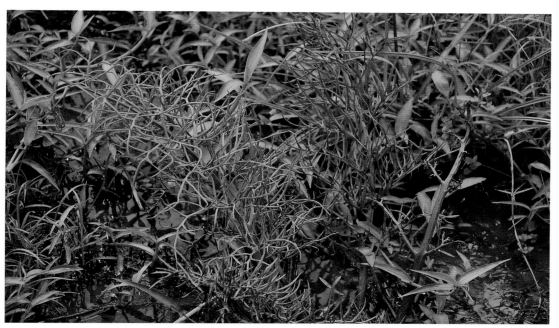

# ● 乌毛蕨科（Blechnaceae）

## 乌毛蕨

**拉丁名**：*Blechnum orientale* L.

**性状**：草本。

**生境分布**：生长于较阴湿的水沟旁及坑穴边缘，也生长于山坡灌丛中或疏林下。分布于中国、印度、斯里兰卡、东南亚、日本至波里尼西亚。

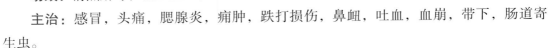

**药用部位**：根茎。

**功效**：清热解毒，活血止血，驱虫。

**主治**：感冒，头痛，腮腺炎，痈肿，跌打损伤，鼻衄，吐血，血崩，带下，肠道寄生虫。

**用法用量**：内服：煎汤，6~15克，大剂量可用至60克。外用：适量，捣敷；或研末调涂。

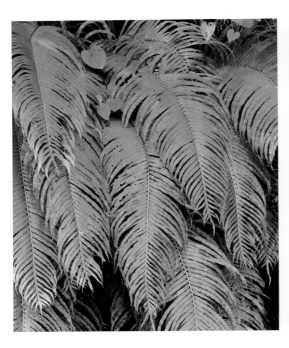

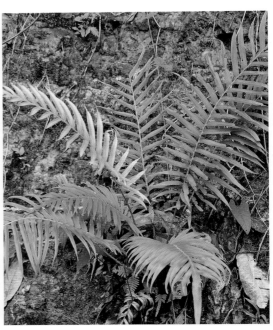

# ● 水龙骨科（Polypodiaceae）

# 瘤　蕨

**拉丁名：** *Phymatosorus scolopendria* (Burm.) Pic. Serm

**性状：** 附生草本。

**生境分布：** 生石上或附生树干上。分布于日本、中南半岛、菲律宾，马来西亚、泰国、印度、斯里兰卡，新几内亚岛、澳大利亚热带、非洲热带和波利尼西亚等。

**药用部位：** 根茎。

**功效：** 活血消肿，续骨。

**主治：** 跌打伤，外伤流血，烫伤，尿管辣痛。

**用法用量：** 内服：煎汤，30~60克；或绞汁。外用：适量，捣敷。

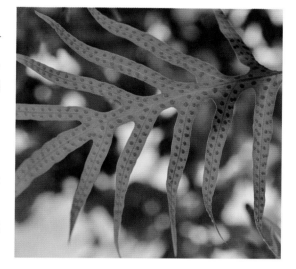

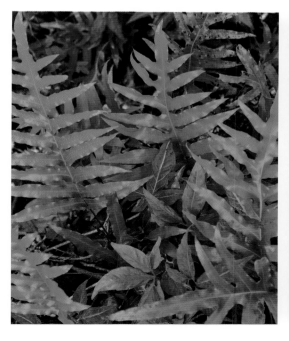

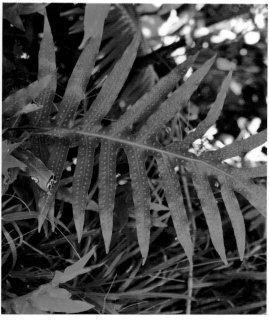

# ● 樟　科（Lauraceae）

## 无根藤

**拉丁名**：*Cassytha filiformis* L.

**性状**：藤本。

**生境分布**：生于海边、山坡、原野灌丛中。分布于热带亚洲、非洲和澳大利亚。

**药用部位**：全草。

**功效**：化湿消肿，通淋利尿。

**主治**：感冒发热，疟疾，急性黄疸型肝炎，咯血，衄血，尿血，泌尿系结石，肾炎水肿；外用治皮肤湿疹，多发性疖肿。

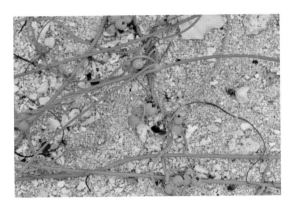

**用法用量**：内服：煎汤，9~15克；外用适量，鲜品捣烂外敷，或煎水洗。

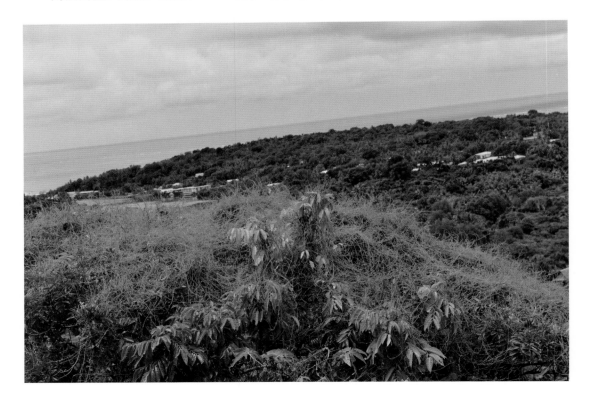

# 锡兰肉桂

拉丁名：*Cinnamomum verum* Presl

性状：常绿乔木。

生境分布：原产斯里兰卡，密克罗尼西亚有栽培。

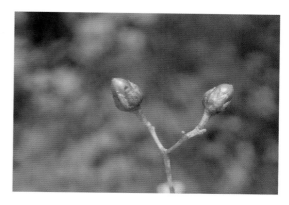

药用部位：树皮。

功效：温中补肾、散寒止痛。

主治：腰膝冷痛，虚寒胃痛，慢性消化不良，腹痛吐泻，受寒经闭。桂枝有发汗解肌，温通经脉功能，治外感、风寒、肩臂肢节酸痛，桂枝煎剂对金黄色葡萄球菌，伤寒杆菌和人型结核杆菌有显著抗菌作用。桂子可治虚寒胃痛。

用法用量：内服：煎汤，1.5~4.5 克；或入丸、散。外用：研末调敷或浸酒涂擦。

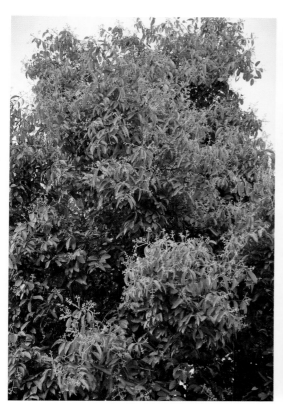

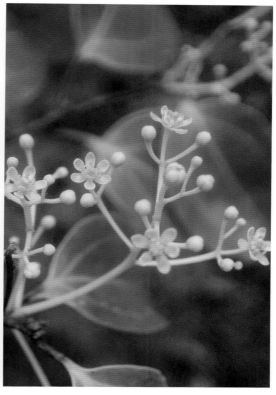

# ● 肉豆蔻科（Myristicaceae）

## 肉豆蔻

拉丁名：*Myristica fragrans* Houtt.

性状：小乔木。

生境分布：原产马鲁古群岛，热带地区广泛栽培。

药用部位：种子。

功效：温中，下气，消食，固肠。

主治：治心腹胀痛，虚泻冷痢，呕吐，宿食不消；外用可作寄生虫驱除剂，治疗风湿痛等。

用法用量：内服：煎汤，1.5~6克；或入丸、散。

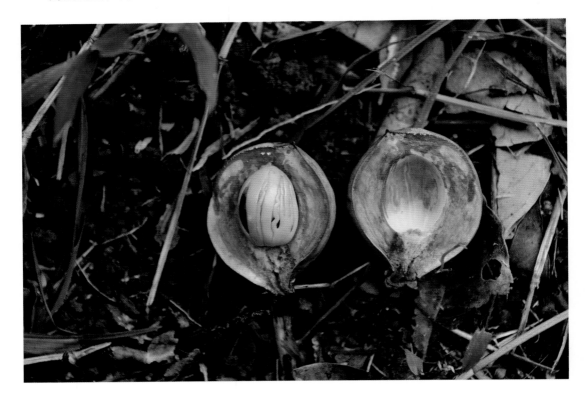

# ● 猪笼草科（Nepenthaceae）

## 猪笼草

**拉丁名：** *Nepenthes mirabilis* (Lour.) Merr.

**性状：** 直立或攀援草本。

**生境分布：** 生于海拔50~400米的沼地、路边、山腰和山顶等灌丛中、草地上或林下。本种能适应多种环境，故分布较广，从亚洲中南半岛至大洋洲北部均有产。

**药用部位：** 全草。

**功效：** 清肺润燥，行水，解毒。

**主治：** 肺燥咳嗽，百日咳，黄疸，胃痛，痢疾，水肿，痈肿，虫咬伤。

**用法用量：** 内服：煎汤，25~50克（鲜者50~100克）。外用：捣烂敷。

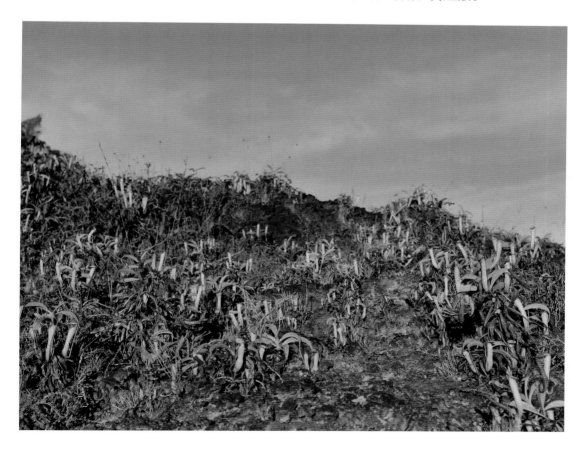

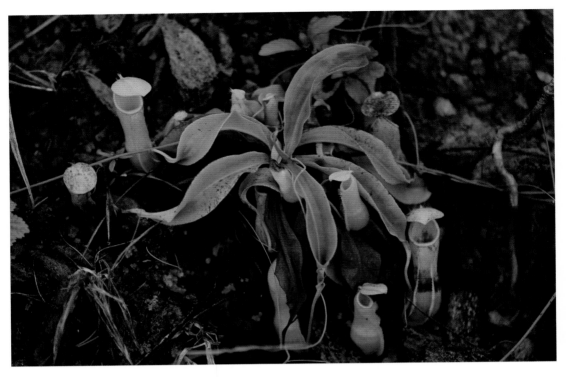

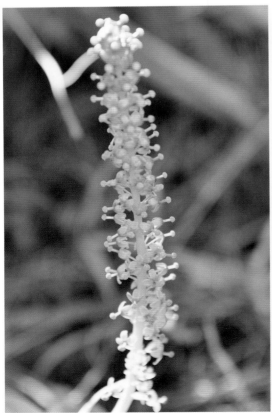

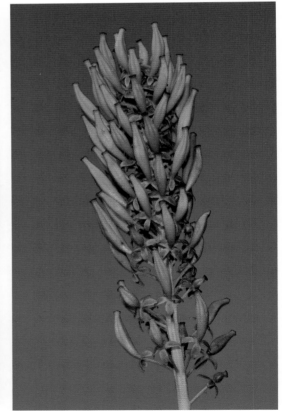

# ● 胡椒科（Piperaceae）

# 蒌 叶

**拉丁名**: *Piper betle* L.

**性状**: 攀援藤本。

**生境分布**: 常见栽培。分布于印度、斯里兰卡、越南、马来西亚、印度尼西亚、菲律宾及马达加斯加。

**药用部位**: 茎、叶入药。

**功效**: 祛风散寒，行气化痰，消肿止痒。

**主治**: 风寒咳嗽，支气管哮喘，风湿骨痛，胃寒痛，妊娠水肿；外用治皮肤湿疹，脚癣。

**用法用量**: 内服：煎汤，3~9克；外用适量，煎水候温外洗，脚癣可浸泡。

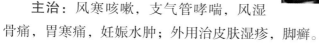

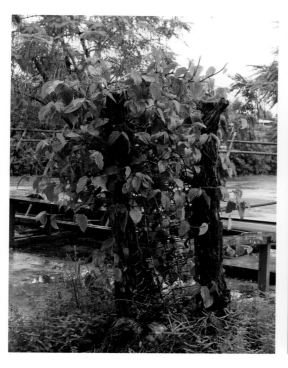

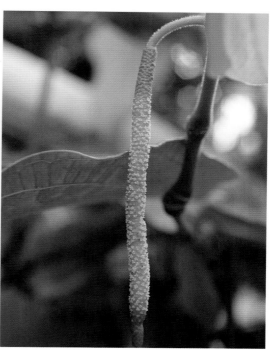

# 卡瓦胡椒

**拉丁名**：*Piper methysticum Forst*

**性状**：多年生直立灌木。

**生境分布**：生于林下。分布于南太平洋诸岛。

**药用部位**：根和根茎入药。

**功效**：能够双向调节神经递质，具有抗焦虑和抑郁、镇静催眠、局部麻醉、抗惊厥等多种作用。

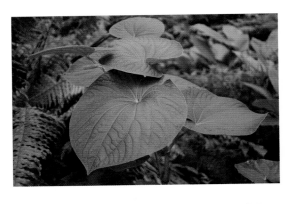

**主治**：慢性疲劳综合征，纤维肌痛综合征，失眠，肾炎，膀胱炎，阴道炎和尿道炎。

**用法用量**：内服：煎汤，1.5~3克；或入丸、散。外用：研末调敷或置膏药内贴之。

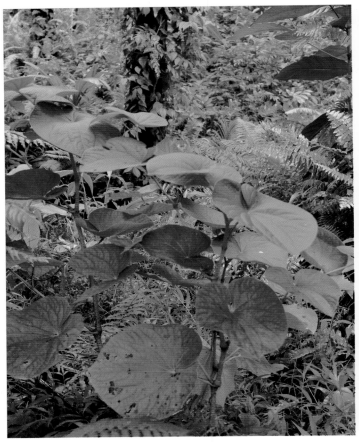

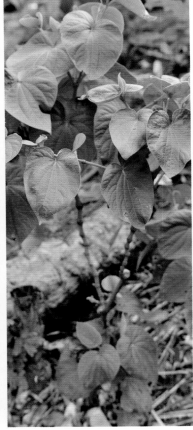

# 胡　椒

拉丁名：*Piper nigrum* L.

性状：木质攀援藤本。

生境分布：原产东南亚，现广植于热带地区。密克罗尼西亚有栽培。

药用部位：果实。

功效：消痰，解毒。

主治：寒痰食积，脘腹冷痛，反胃，呕吐清水，泄泻，冷痢。并解食物毒。

用法用量：内服：煎汤，1.5~3 克；或入丸、散。外用：研末调敷或置膏药内贴之。

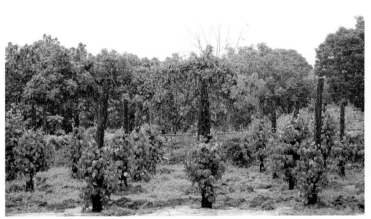
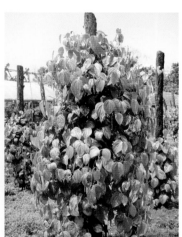
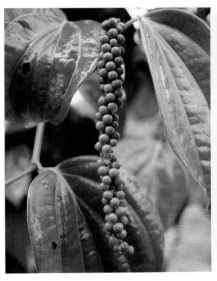
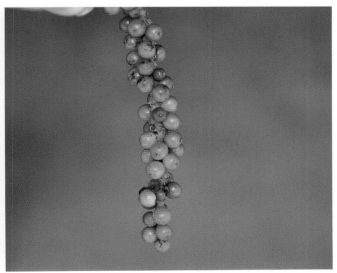

# 假 蒟

**拉丁名**：*Piper sarmentosum* Roxb.

**性状**：多年生、匍匐、逐节生根草本。

**生境分布**：生于林下或村旁湿地上。中国、印度、越南、马来西亚、菲律宾、印度尼西亚、巴布亚新几内亚也有。

**药用部位**：根或果。

**功效**：疟疾，脚气，牙痛，痔疮。

**主治**：根治风湿骨痛，跌打损伤，风寒咳嗽，妊娠和产后水肿；果序治牙痛，胃痛，腹胀，食欲不振等。

**用法用量**：内服：煎汤，鲜用 10~15 克。外用：捣敷或煎水洗。

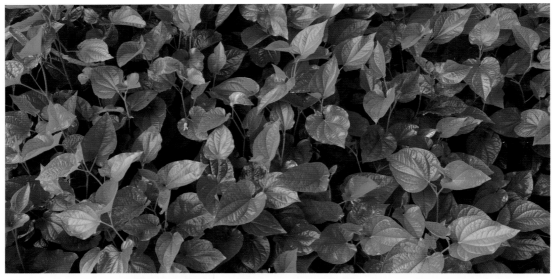

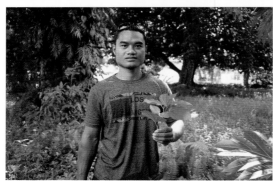
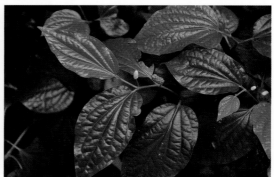

# ● 白花菜科（Capparidaceae）

## 臭矢菜

**拉丁名：** *Cleome viscosa* L.

**性状：** 一年生直立草本。

**生境分布：** 生态环境差异较大，多见于干燥气候条件下的荒地、路旁及田野间。原产古热带，现在是全球热带与亚热带都产的药用植物及杂草。

**药用部位：** 全草。

**功效：** 散瘀消肿，去腐生肌。

**主治：** 跌打肿痛，劳伤腰痛，疮疡溃烂。

**用法用量：** 全草水煎外洗，并用全草研粉撒布患处。

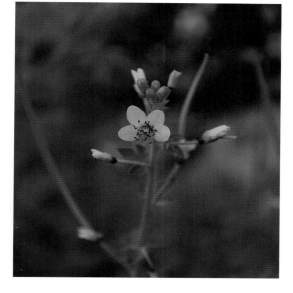

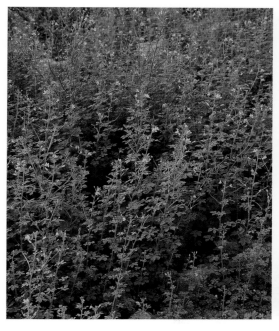

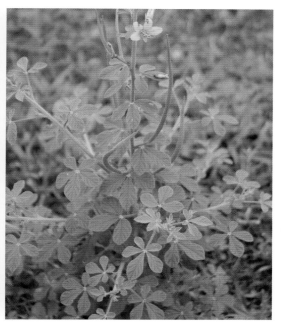

# 加罗林鱼木

拉丁名：*Cleome viscosa* L.

性状：灌木或乔木。

生境分布：见于路旁及疏林间。分布于日本、澳大利亚、东南亚和南太平洋岛屿。

药用部位：树皮、叶、树汁、花入药。

功效：解热、止泻、除湿。

主治：治腹泻痛，风湿，耳痛，收敛，利胆。

用法用量：根与树皮：9~15克；叶：内服，煎汤，4.5~10克。外用：捣敷或煎水洗。

禁忌：① 孕妇忌用。② 忌与鸡肉同服。

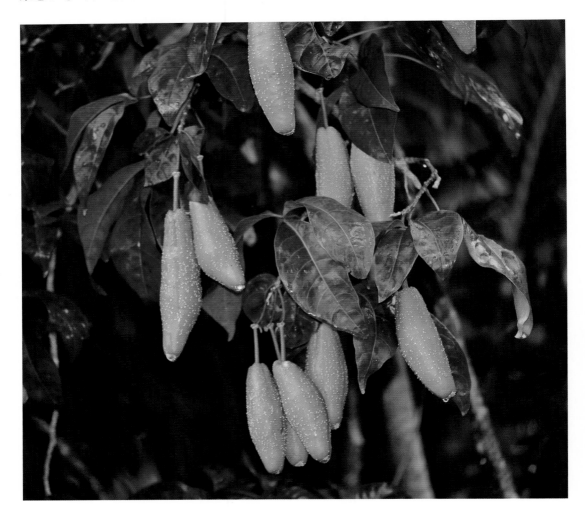

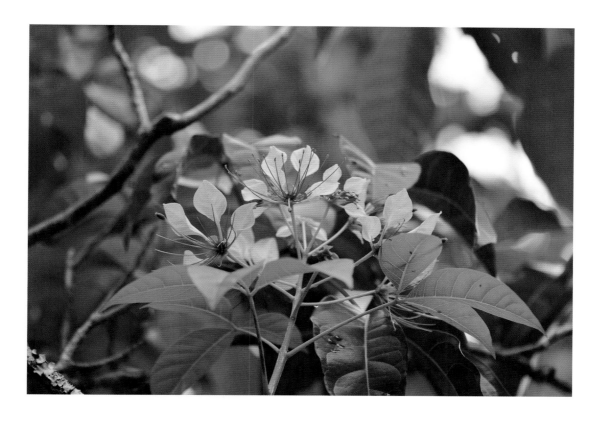

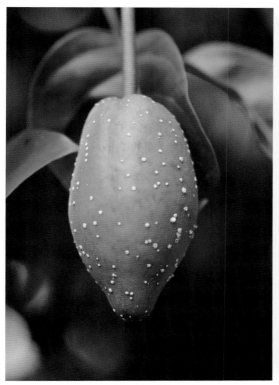

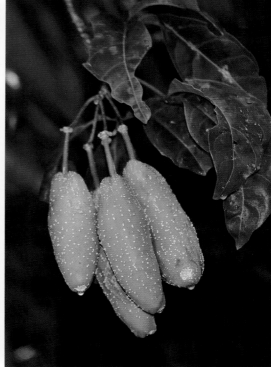

# ● 粟米草科（Mulluginaceae）

## 粟米草

**拉丁名**：*Mollugo stricta* L.

**性状**：铺散一年生草本。

**生境分布**：生于空旷荒地、农田和海岸沙地。亚洲热带和亚热带地区也有。

**药用部位**：全草。

**功效**：清热解毒。

**主治**：腹痛泄泻，皮肤热疹，火眼及蛇伤。

**用法用量**：内服：煎汤，9~30克。外用适量，鲜草捣烂塞鼻或敷患处。

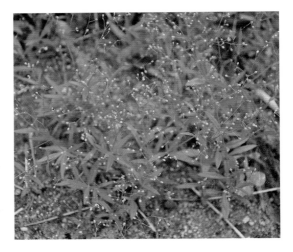

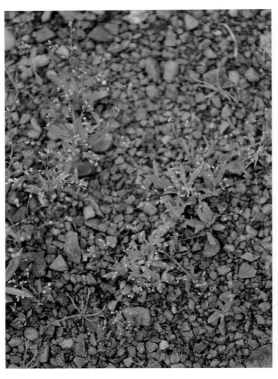

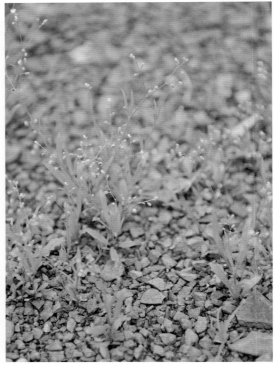

# ● 苋　科（Amaranthaceae）

## 莲子草

拉丁名：*Alternanthera sessilis* (L.) DC.

性状：多年生草本。

生境分布：生在村庄附近的草坡、水沟、田边或沼泽、海边潮湿处。中国、印度、缅甸、越南、马来西亚、菲律宾等地也有分布。

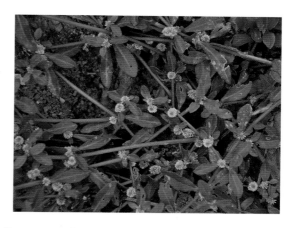

药用部位：全草。

功效：散瘀消毒，清火退热。

主治：牙痛，痢疾，疗肠风，下血。

用法用量：15~30 克，水煎服，或鲜全草 60~120 克，绞汁炖温服。外用适量，鲜全草捣烂敷或水煎浓汁洗患处。

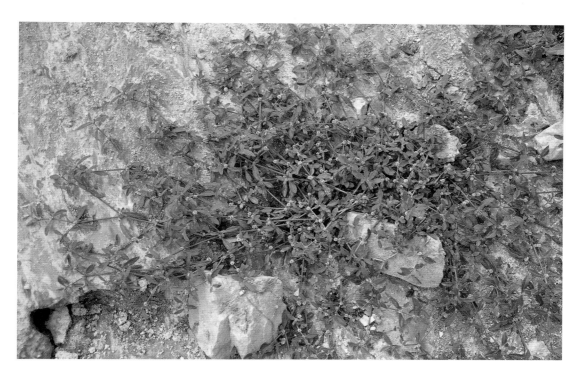

# 青 葙

拉丁名：*Celosia argentea* L.

**性状**：一年生草本。

**生境分布**：生于平原、田边、丘陵、山坡。中国、朝鲜、日本、苏联、印度、越南、缅甸、泰国、菲律宾、马来西亚及非洲热带均有分布。

**药用部位**：种子或全草入药。

**功效**：清肝明目，降压，清热利湿。

**主治**：肝脏热毒冲眼，赤障，青盲，翳肿，风热头痛，症见面红头痛而眩，或头痛如裂，目赤口渴，头痛而眩，血压偏高等。

**用法用量**：内服：煎汤或捣汁，鲜用30~60克。外用：捣敷。

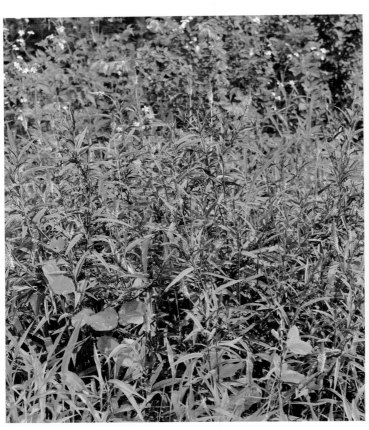

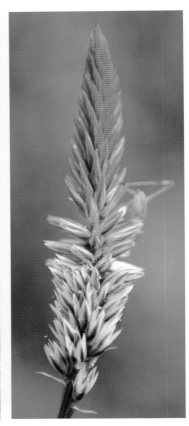

# 鸡冠花

拉丁名：*Celosia cristata* L.

性状：一年生草本。

生境分布：原产非洲、美洲热带和印度。世界各地广为栽培。

药用部位：花和种子供药用。

功效：止血，凉血，止泻。

主治：吐血，崩漏，便血，痔血，赤白带下，久痢不止等。

用法用量：内服：煎汤，4.5~10 克；或入丸、散。外用：煎水熏洗。

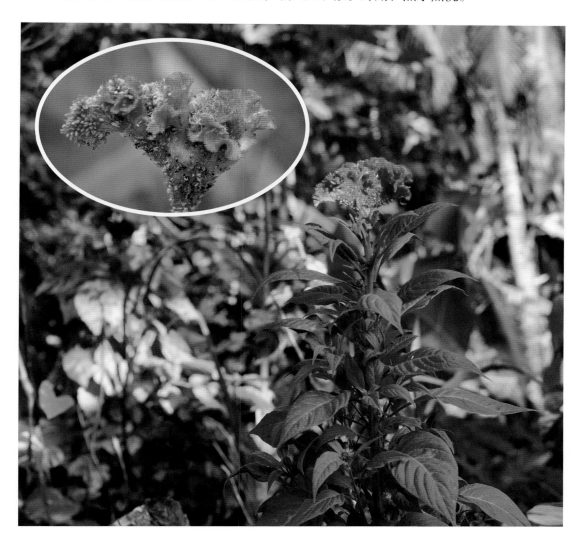

# 杯苋

**拉丁名：** *Cyathula prostrata* (L.) Blume

**性状：** 多年生草本。

**生境分布：** 生于山坡灌丛或小河边。中国、越南、印度、泰国、缅甸、马来西亚、菲律宾、非洲、大洋洲均有分布。

**药用部位：** 全草。

**功效：** 消肿，止痛，拔弹，除诸毒。

**主治：** 各种蛇咬伤，肝脾肿大，子弹入肉。

**用法用量：** 内服，煎汤，30~60 克。外用：适量，捣敷。

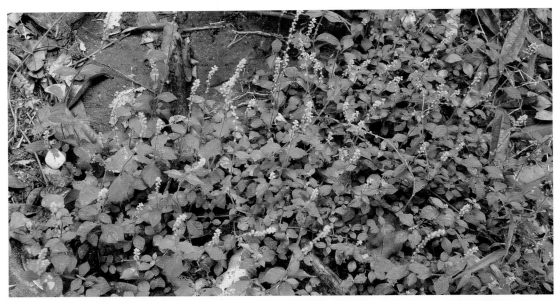

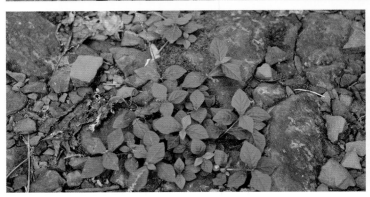

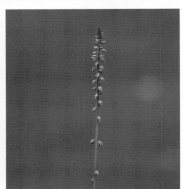

# ● 酢浆草科（Oxalidaceae）

# 三 敛

**拉丁名**：*Averrhoa bilimbi* L.

**性状**：小乔木。

**生境分布**：生长于海拔 120 米至 1 200 米的地区。分布于马来西亚、中国台湾、亚洲热带、印度以及中国大陆的广东、广西等地。

**药用部位**：叶或花入药。

**功效**：清热，生津，利水通淋。

**主治**：叶入药，瘙痒，肿胀，风湿病，腮腺炎或皮疹；花用于鹅口疮，感冒和咳嗽。治热病烦渴，风热咳嗽，咽喉痛，口疮，小便不利，石淋。

**用法用量**：内服：煎汤，30~60 克。外用：适量，绞汁滴耳。

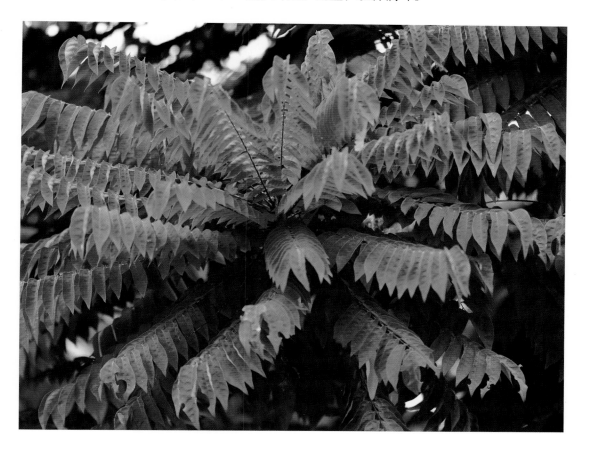

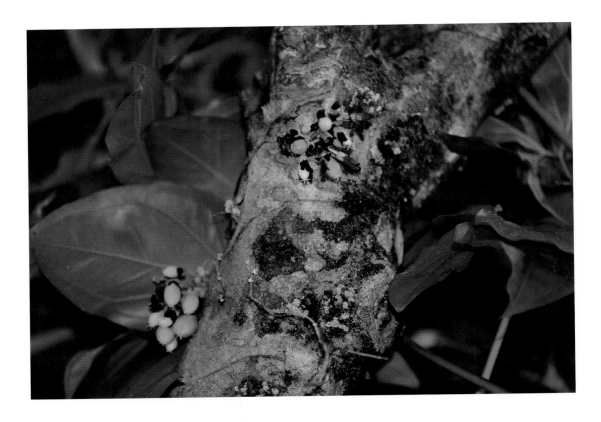

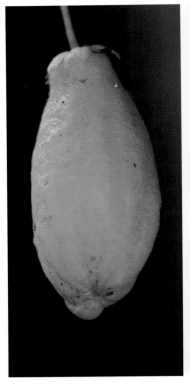

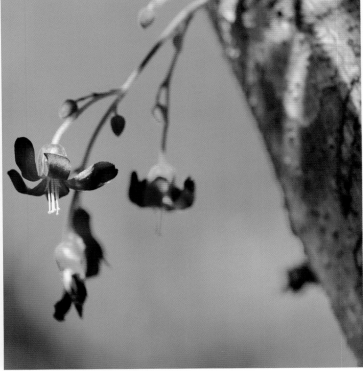

# 酢浆草

拉丁名：*Oxalis corniculata* L.

性状：多年生草本。

生境分布：生于耕地、荒地或路旁。全国各地均有分布。

药用部位：全草。

功效：清热利湿，凉血散瘀，消肿解毒。

主治：治泄泻，痢疾，黄疸，淋病，赤白带下，麻疹，吐血，衄血，咽喉肿痛，疗疮，痈肿，疥癣，痔疾，脱肛，跌打损伤，汤火伤。

用法用量：用量 10~30 克；水煎服或研末；或鲜品绞汁饮。外用：适量，煎水洗、捣烂敷、捣汁涂或煎水漱口。

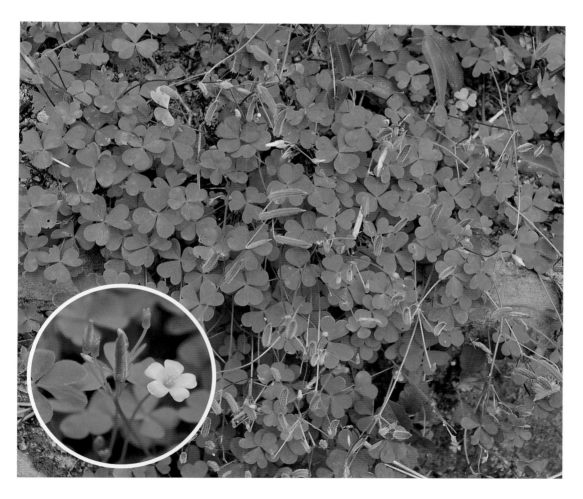

# ● 千屈菜科（Lythraceae）

## 水芫花

拉丁名：*Pemphis acidula* J. R. et Forst.

性状：多分枝灌木或小乔木。

生境分布：生于海边。分布于东半球热带海岸。

药用部位：枝。

功效：去痰，利湿，化瘀，止痛。

主治：湿阻血瘀。

用法用量：内服：煎汤，5~10 克。

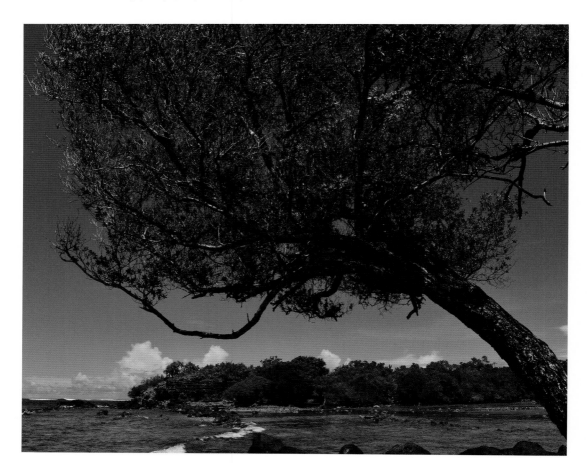

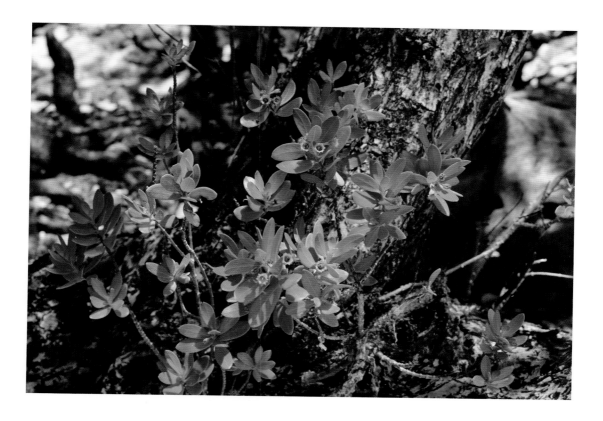

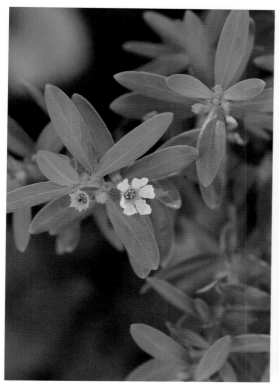

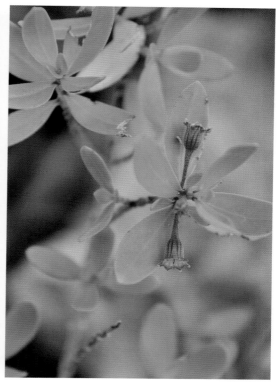

# ● 柳叶菜科（Onagraceae）

# 草 龙

拉丁名：*Ludwigia hyssopifolia* (G. Don) Exell

性状：一年生直立草本。

生境分布：生于田边、水沟、河滩、塘边、湿草地等湿润向阳处。分布于中国、印度、斯里兰卡、缅甸、中南半岛经马来半岛至菲律宾、澳大利亚北部，西达非洲热带地区。

药用部位：全草。

功效：清热解毒，去腐生肌。

主治：感冒，咽喉肿痛，疮疖。

用法用量：内服：煎汤，10~30克。外用：适量，捣敷或煎汤含漱。

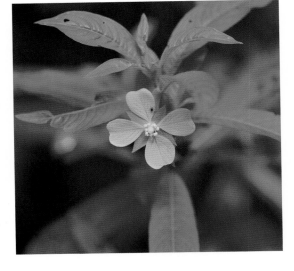

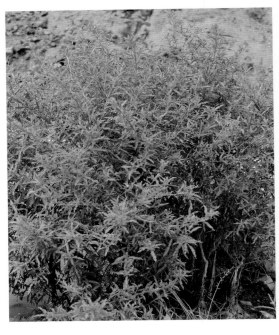

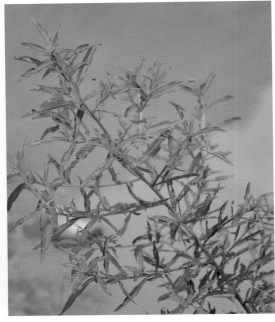

# ● 小二仙草科（Haloragidaceae）

# 小二仙草

拉丁名：*Haloragis micrantha* (Thunb.) R. Br.

性状：多年生陆生草本。

生境分布：生于荒山草丛中。分布于中国、澳大利亚、新西兰、马来西亚、印度、越南、泰国、日本、朝鲜等国。

药用部位：全草。

功效：清热解毒，利水除湿，散瘀消肿。

主治：毒蛇咬伤。

用法用量：内服：煎汤，12~20 克。外用：捣敷。

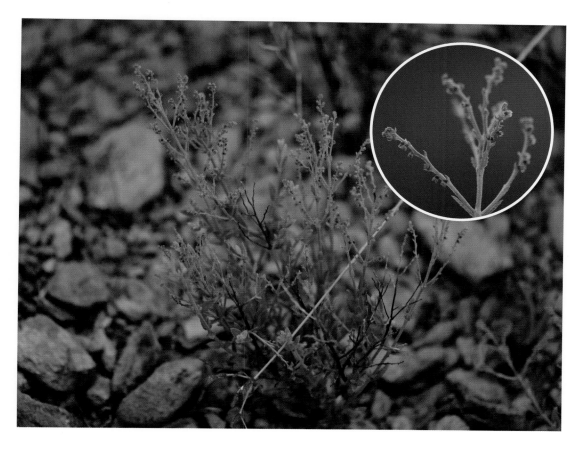

# ● 西番莲科（Passifloraceae）

## 龙珠果

拉丁名：*Passiflora foetida* L.

性状：草质藤本。

生境分布：生于海拔 120~500 米的草坡路边。原产西印度群岛，现为泛热带分布。

药用部位：全株或果实。

功效：清肺止咳，解毒消肿。

主治：肺热咳嗽，小便混浊，痈疮肿毒，外伤性眼角膜炎，淋巴结炎。

用法用量：内服：煎汤，9~15 克。外用：适量，鲜叶捣敷。

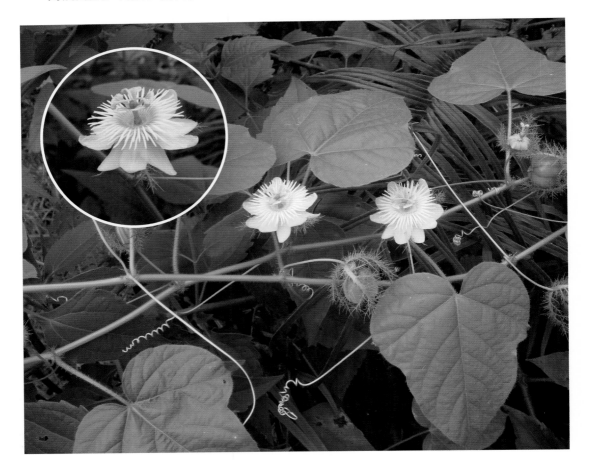

# ● 玉蕊科（Lecythidaceae）

# 玉　蕊

拉丁名：*Barringtonia racemosa* (L.) Spreng.

**性状**：常绿乔木。

**生境分布**：生滨海地区林中。广布于非洲、亚洲和大洋洲的热带、亚热带地区。

**药用部位**：根或果入药。

**功效**：泻火退热，止咳平喘。

**主治**：根可退热，果实可止咳。

**用法用量**：内服：煎汤，6~9 克。

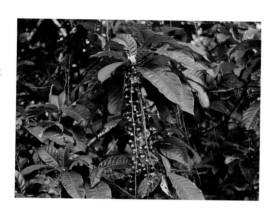

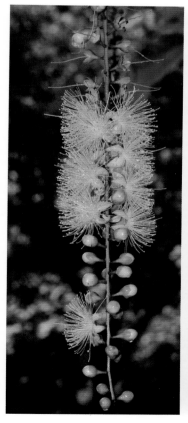

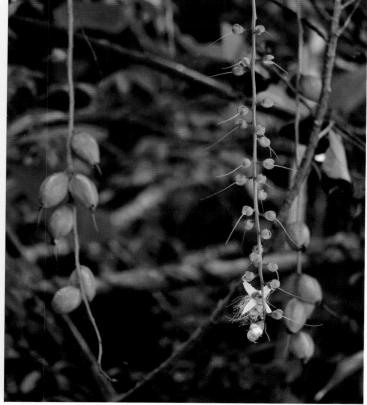

# ● 野牡丹科（Melastomataceae）

## 地　菍

拉丁名：*Melastoma dodecandrum* Lour.

性状：小灌木。

生境分布：生于山坡矮草丛中，为酸性土壤常见的植物。中国、越南也有分布。

药用部位：全株或根。

功效：涩肠止痢，舒筋活血，补血安胎，清热燥湿。

主治：捣碎外敷可治疮、痈、疽、疖；根可解木薯中毒。

用法用量：内服：煎汤，15~30克，鲜品用量加倍；或鲜品捣汁。外用：适量，捣敷或煎汤洗。

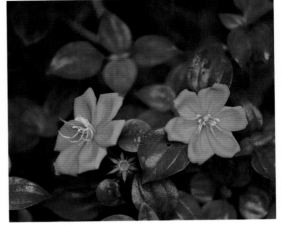

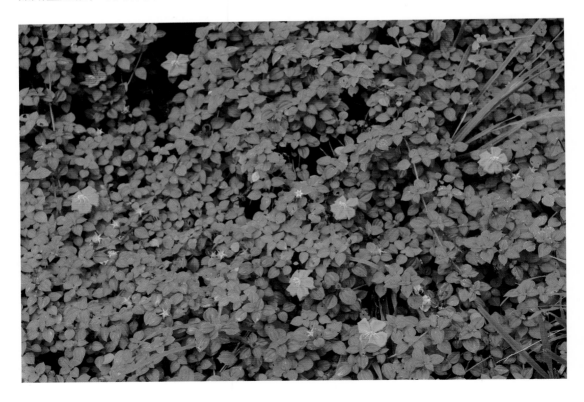

# 多花野牡丹

拉丁名：*Melastoma malabathricum* L.

性状：灌木。

生境分布：生于山坡、山谷林下或疏林下，湿润或干燥的地方，或刺竹林下灌草丛中，路边、沟边。分布于中国、中南半岛至澳大利亚，菲律宾以南等地。

药用部位：全株或根。

功效：消积滞，收敛止血，散瘀消肿。

主治：全草治消化不良、肠炎腹泻、痢疾；捣烂外敷或研粉撒布，治外伤出血、刀枪伤。根煮水内服，以胡椒作引子可催生，故又名催生药。

用法用量：内服：煎汤，15~30 克。外用：捣敷或研末撒。

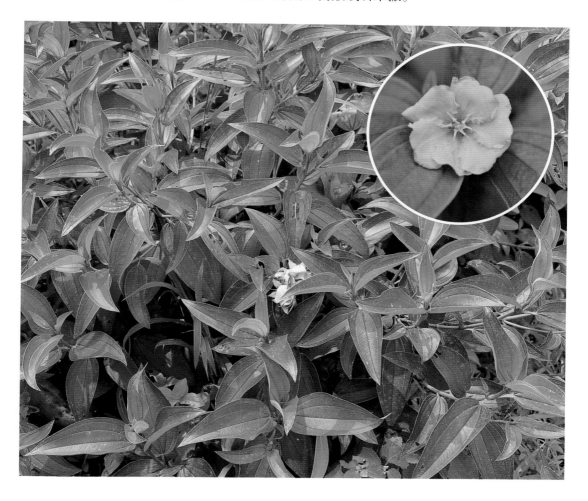

# ● 使君子科（Combretaceae）

## 使君子

**拉丁名**：*Quisqualis indica* L.

**性状**：攀援状灌木。

**生境分布**：分布于中国、印度、缅甸至菲律宾；常见栽培。

**药用部位**：果、叶、根入药。

**功效**：杀虫，消积，健脾。

**主治**：果治蛔虫腹痛、小儿疳积、乳食停滞、腹胀、泻痢；叶治小儿疳积；根治蛔虫。

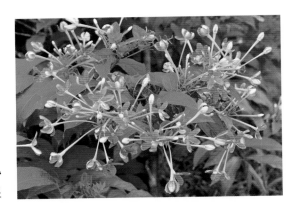

**用法用量**：果 9~12 克，捣碎入煎剂；使君子仁 6~9 克，多入丸散用或单用，作 1~2 次分服。

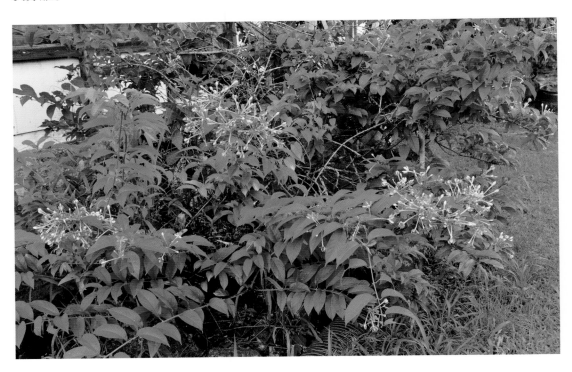

# 榄仁树

拉丁名：*Terminalia catappa* L.

性状：大乔木。

生境分布：生于气候湿热的海边沙滩上。分布于中国、马来西亚、越南以及印度、大洋洲均有；南美热带海岸也很常见。

药用部位：种子或树皮。

功效：清热解毒。

主治：咽喉肿痛，痢疾及肿毒；树皮可以治疗胃及胆汁质发热、腹泻及痢疾。

用法用量：内服：煎汤，3~10克。

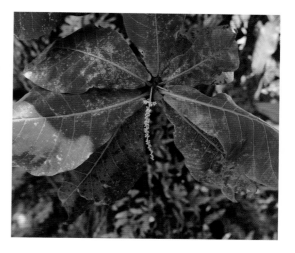

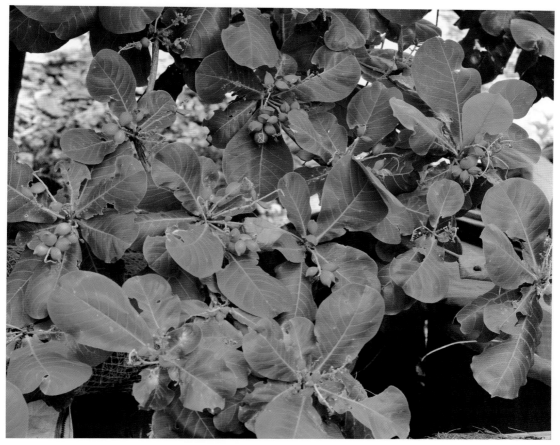

# ● 红树科（Rhizophoraceae）

# 木　榄

拉丁名：*Bruguiera gymnorrhiza* (L.) Poir.

性状：灌木或乔木。

生境分布：生于海边泥滩。分布于非洲东南部、印度、斯里兰卡、马来西亚、泰国、越南、澳大利亚北部及波利尼西亚。

药用部位：树皮入药。

功效：收敛止泻。

主治：腹泻，脾虚、肾虚。

用法用量：内服：煎汤，3~9克。

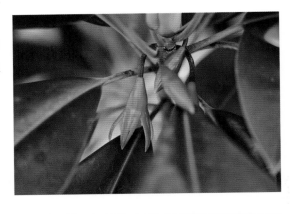

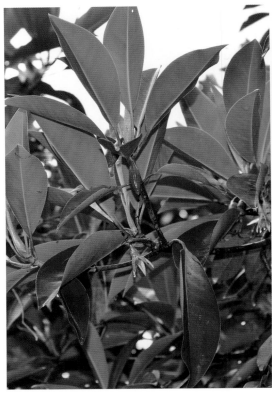

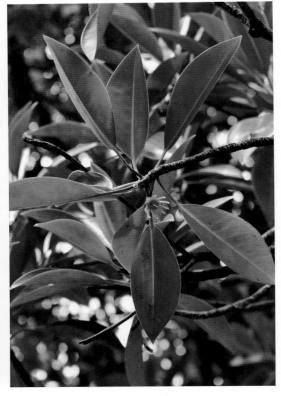

# ● 藤黄科（Clusiaceae）

## 红厚壳

**拉丁名**：*Calophyllum inophyllum* L.

**性状**：乔木。

**生境分布**：生于丘陵空旷地和海滨沙荒地上。分布于中国、印度、斯里兰卡、中南半岛、马来西亚、印度尼西亚（苏门答腊）、安达曼群岛、菲律宾群岛、波利尼西亚以及马达加斯加和澳大利亚等地。

**药用部位**：根、叶入药。

**功效**：祛瘀止痛。

**主治**：风湿疼痛，跌打损伤，痛经，外伤出血。

**用法用量**：内服：煎汤服，3~10 克。外用：鲜叶适量，捣敷。

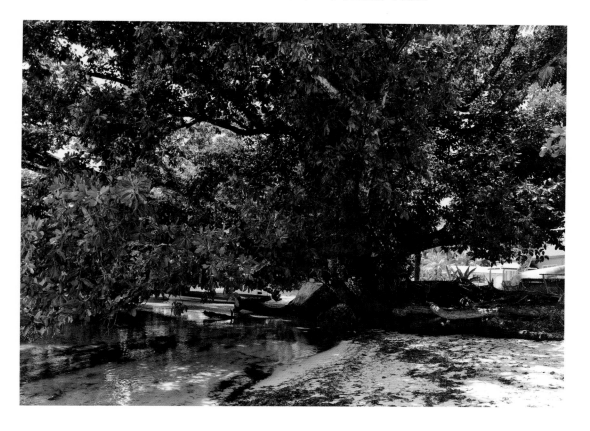

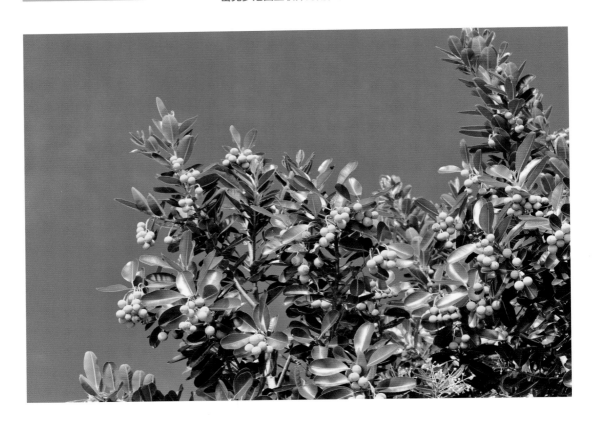

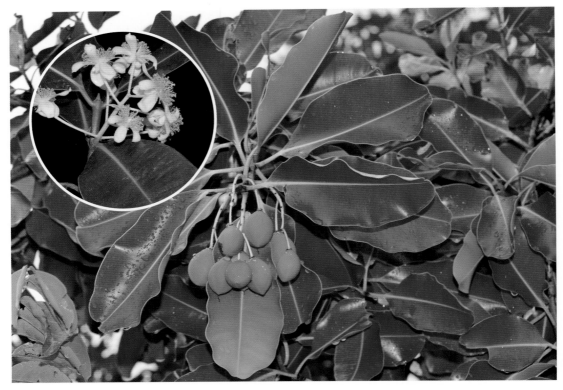

## ● 锦葵科（Malvaceae）

# 黄 葵

**拉丁名**：*Abelmoschus moschatus* Medicus

**性状**：一年生或二年生草本。

**生境分布**：常生于平原、山谷、溪涧旁或山坡灌丛中。分布于中国、越南、老挝、東埔寨、泰国和印度。现广植于热带地区。

**药用部位**：根、叶、花入药。

**功效**：清热利湿，拔毒排脓。

**主治**：根：用于高热不退、肺热咳嗽、产后乳汁不通、大便秘结、阿米巴痢疾、尿路结石。叶：外用治痈疮肿毒、瘰疬、骨折。花：外用治烧烫伤。

**用法用量**：内服：煎汤，9~15 克。外用：适量，鲜品捣敷。

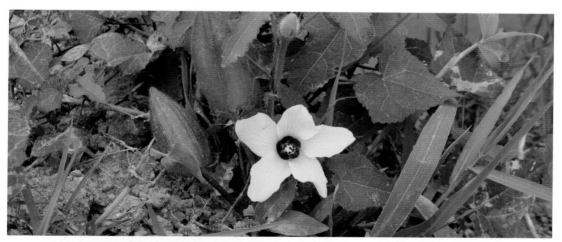

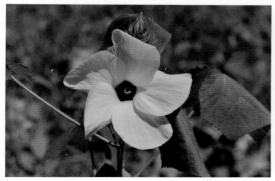
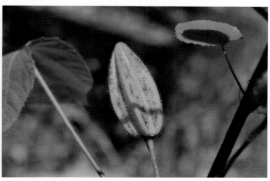

# 黄　槿

拉丁名：*Hibiscus tiliaceus* Linn.

性状：常绿灌木或乔木。

生境分布：生于海岸带。分布于越南、柬埔寨、老挝、缅甸、印度、印度尼西亚、马来西亚及菲律宾等热带国家。

药用部位：叶、树皮或花入药。

功效：清肺止咳，解毒消肿。

主治：肺热咳嗽，疮疖肿痛，木薯中毒。

用法用量：内服：煎汤，30~60克；或捣汁。外用：适量捣烂敷。

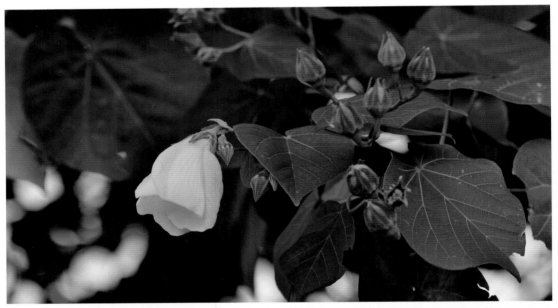

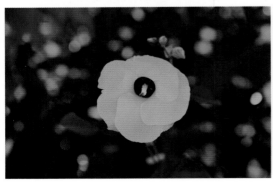
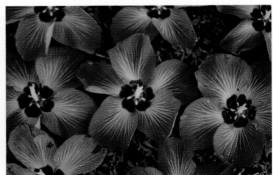

# 黄花稔

拉丁名：*Sida acuta* Burm. f.

性状：直立亚灌木状草本。

生境分布：常生于山坡灌丛间、路旁或荒坡。原产印度，分布于越南、中国和老挝。

药用部位：根叶入药。

功效：清湿热，解毒消肿，活血止痛。

主治：湿热泻痢，乳痈，痔疮，疮疡肿毒，跌打损伤，骨折，外伤出血。

用法用量：内服：煎汤，9~15 克；外用适量，煎水洗或鲜草捣烂敷患处。

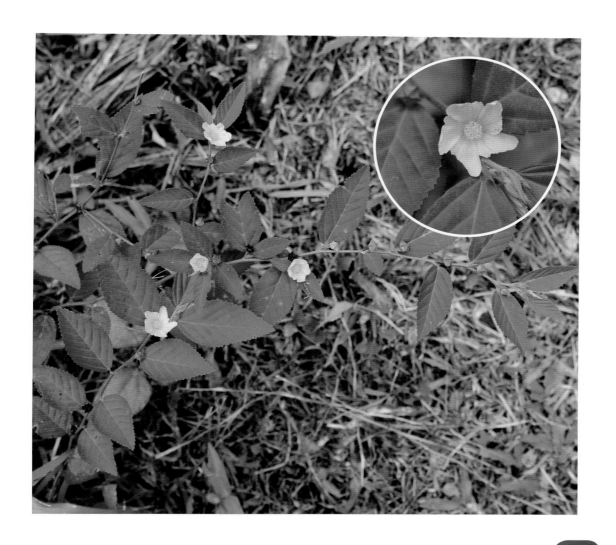

# 杨叶肖槿

**拉丁名**：*Thespesia populnea* (Linn.) Soland. ex Corr.

**性状**：常绿乔木。

**生境分布**：生于海边和海岸向阳处。分布于越南、柬埔寨、斯里兰卡、印度、泰国、菲律宾及非洲热带。

**药用部位**：树皮、叶入药。

**功效**：消炎。

**主治**：树皮：治痢疾、痔疮及各类皮肤病；叶：消炎消肿、头痛、疥癣。

**用法用量**：外用适量，煎水洗或鲜草捣烂敷患处。

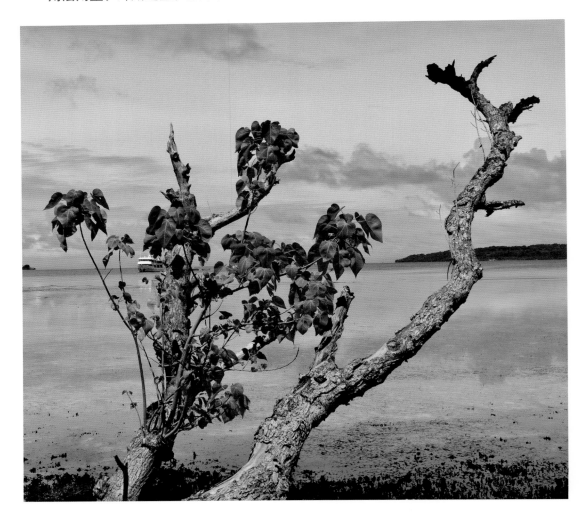

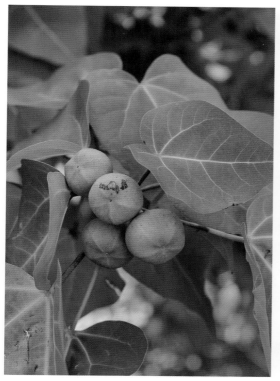

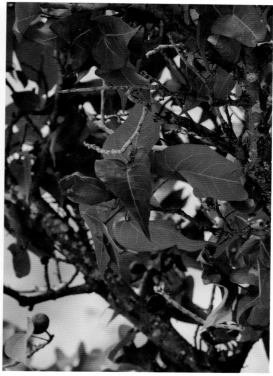

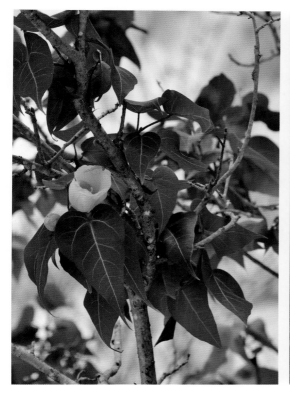

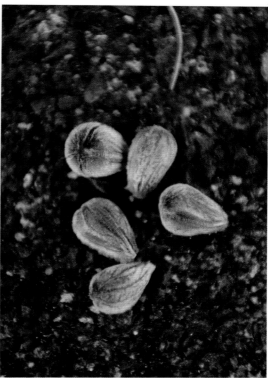

# 地桃花

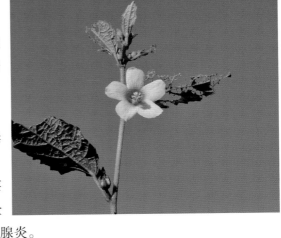

**拉丁名**：*Urena lobata* Linn.

**性状**：直立亚灌木状草本。

**生境分布**：生于干热的空旷地、草坡或疏林下。分布于中国、越南、柬埔寨、老挝、泰国、缅甸、印度和日本等地区。

**药用部位**：根和全草入药。

**功效**：祛风活血，清热利湿，解毒消肿。

**主治**：根：用于风湿关节痛、感冒、疟疾、肠炎、痢疾、小儿消化不良、白带。全草：外用治跌打损伤、骨折、毒蛇咬伤、乳腺炎。

**用法用量**：煎汤，30~60克；或捣汁；或浸酒。外用：捣敷。

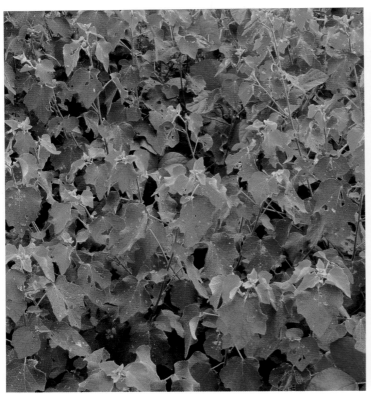

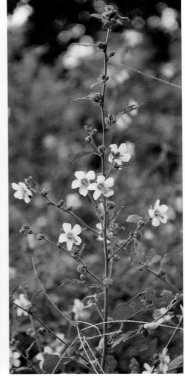

# ● 大戟科（Euphorbiaceae）

## 海 漆

拉丁名：*Excoecaria agallocha* Linn.

性状：常绿乔木。

生境分布：生于滨海潮湿处。分布于中国、印度、斯里兰卡、泰国、柬埔寨、越南、菲律宾及大洋洲。

药用部位：全株。

功效：泻下，攻毒。

主治：体实便秘，皮肤顽固性溃疡，手足肿毒。

用法用量：外用：捣敷。

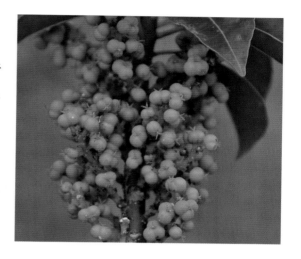

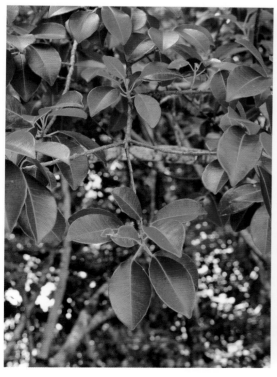

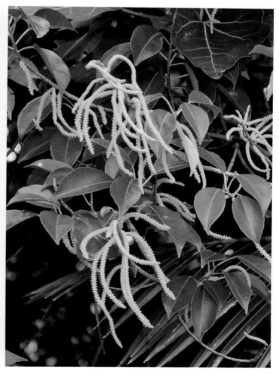

# 火殃勒

拉丁名：*Euphorbia antiquorum* L.

性状：肉质灌木状小乔木。

生境分布：原产印度，密克罗尼西亚有栽培，分布于热带亚洲。

药用部位：全株。

功效：具散瘀消炎、清热解毒之效。

主治：茎、叶：消肿，拔毒，止泻；用于急性胃肠炎、疟疾、跌打肿痛。液汁：泻下，逐水，止痒；用于肝硬化腹水，皮癣。

用法用量：鲜茎30~160克，去皮刺切碎，流净液汁，加大米15克炒至焦黄色，水二碗煎服。

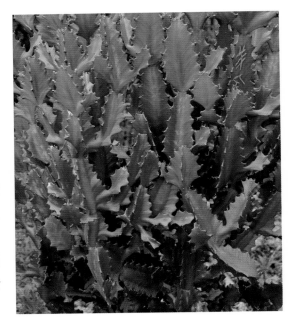

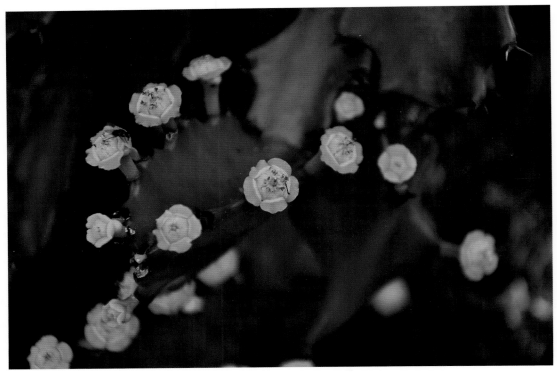

# 猩猩草

拉丁名：*Euphorbia cyathophora* Murr.

性状：一年生或多年生草本。

生境分布：生于路边草丛。原产中南美洲，归化于旧大陆。

药用部位：全株。

功效：调经止血，接骨消肿，止咳。

主治：慢性支气管炎，跌打损伤，外伤出血，骨折。

用法用量：内服：煎汤，3~9克；外用：适量，鲜品捣敷。

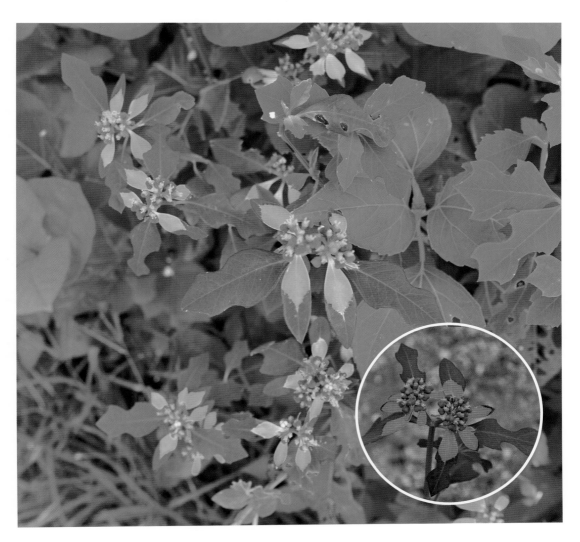

# 白苞猩猩草

拉丁名：*Euphorbia heterophylla* L.

性状：多年生草本。

生境分布：生于山坡草丛、路边。原产北美，栽培并归化于旧大陆。

药用部位：全草。

功效：调经，止血，止咳，接骨，消肿。

主治：月经过多，跌打损伤，骨折，咳嗽。

用法用量：内服：煎汤，3~9克，外用：适量，鲜品捣敷。

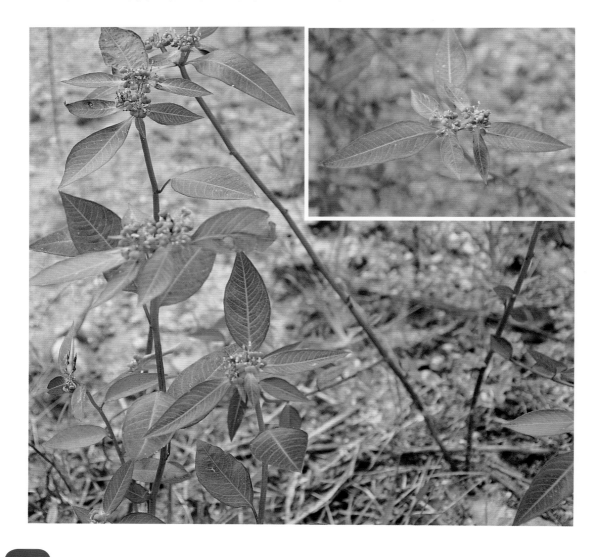

# 飞扬草

**拉丁名**：*Euphorbia hirta* L.

**性状**：一年生草本。

**生境分布**：生于向阳山坡、山谷、路旁或灌丛下。分布于世界热带和亚热带。

**药用部位**：全草。

**功效**：清热解毒，利湿止痒，通乳。

**主治**：肺痈，乳痈，痢疾，泄泻，热淋，血尿，湿疹，脚癣，皮肤瘙痒，疔疮肿毒，牙疳，产后少乳；鲜汁外用治癣类。

**用法用量**：15~30克；外用适量；鲜品捣烂敷患处或煎水洗。

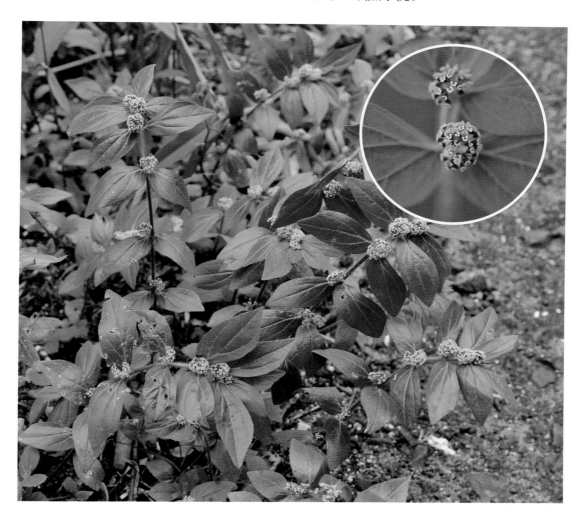

# 匍匐大戟

拉丁名：*Euphorbia prostrata* Ait.

性状：一年生草本。

生境分布：生于路旁，屋旁和荒地灌丛。原产美洲热带和亚热带，归化于旧大陆的热带和亚热带。

药用部位：全草。

功效：清热利湿，凉血解毒。

主治：催乳，痢疾，泄泻，白喉，乳汁稀少，齿衄，便血，白浊，尿血，缠腰火丹，痈疖，湿疹。

用法用量：内服：煎汤，鲜品 30~60 克；或捣汁。外用：适量，鲜品捣敷。

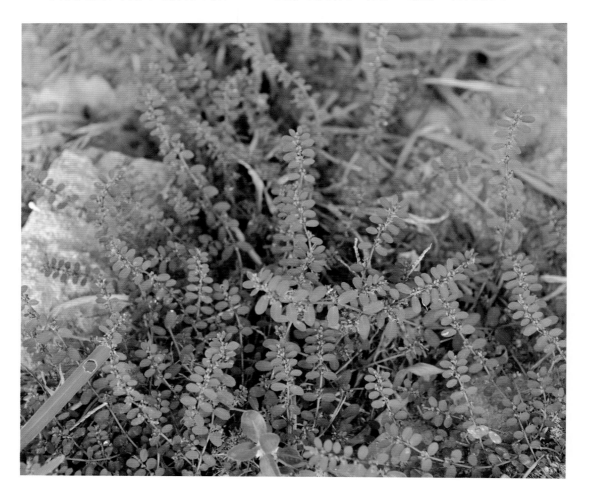

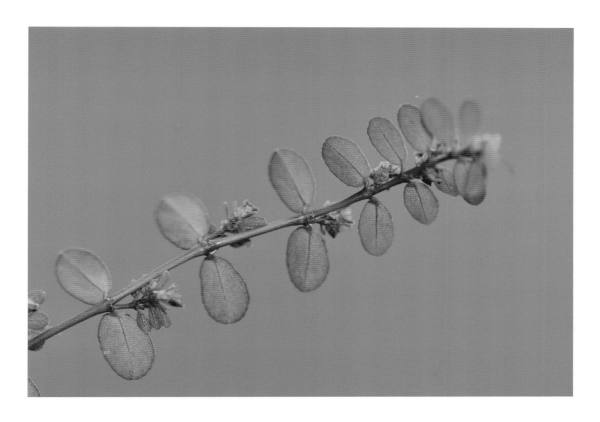

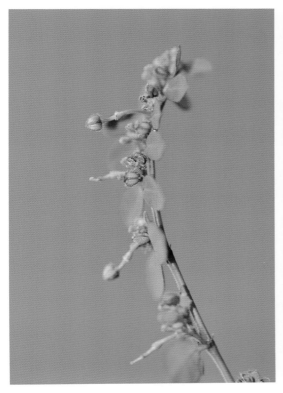

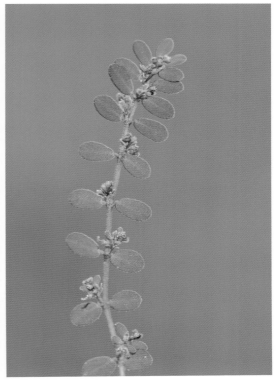

# 千根草

拉丁名：*Euphorbia thymifolia* L.

性状：一年生草本。

生境分布：生于路旁、屋旁、草丛、稀疏灌丛等，多见于沙质土，常见。广布于世界的热带和亚热带（除澳大利亚）。

药用部位：全草。

功效：清热利湿，收敛止痒。

主治：菌痢，肠炎，腹泻。

用法用量：内服：煎汤，15~30克（鲜者30~60克）；或捣汁煎。外用：捣敷或煎水洗。

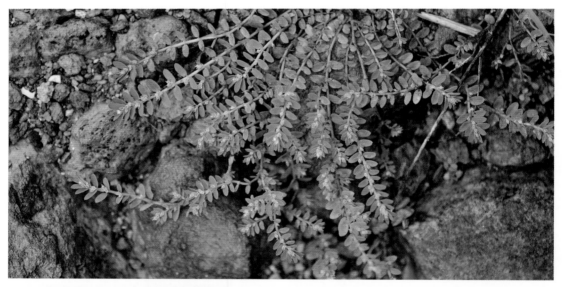

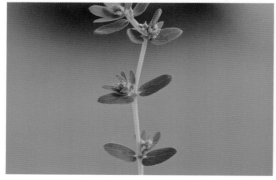
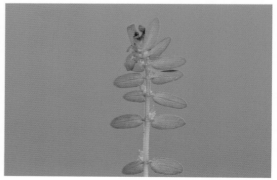

# 加罗林血桐

拉丁名：*Macaranga carolinensis* Volkens

性状：灌木或乔木。

生境分布：生于旷野疏林、山坡向阳处。分布于太平洋的苏拉威西岛，卡罗琳群岛和吉尔伯特群岛。

药用部位：枝、叶、根入药。

功效：消炎、拔毒。

主治：妇科疾病，糖尿病，小儿哭闹不食，肿疮。

用法用量：内服：煎汤，3~9克。

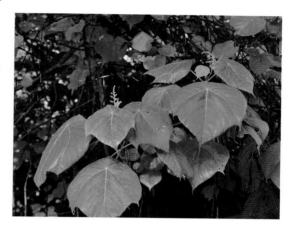

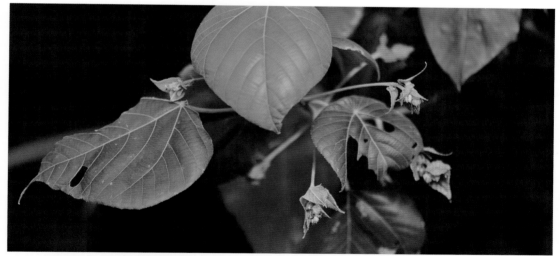

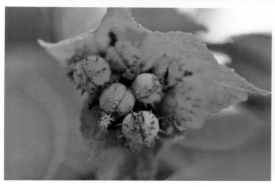

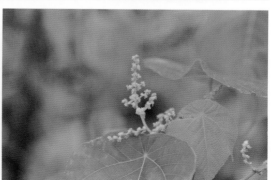

# 珠子草

**拉丁名**：*Phyllanthus amarus* Shumacher et Thonning

**性状**：一年生草本。

**生境分布**：生于旷野草地、山坡或山谷向阳处。分布于中国、印度、中南半岛、马来西亚、菲律宾至热带美洲。

**药用部位**：全草。

**功效**：健脾消积，利尿通淋，清热解毒。

**主治**：疳积，痢疾，淋病，乳痈，牙疳，毒蛇咬伤。

**用法用量**：内服：煎汤，15~30克（鲜用30~60两）；或捣汁。外用：捣敷。

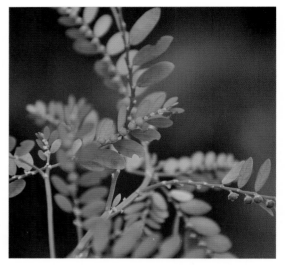

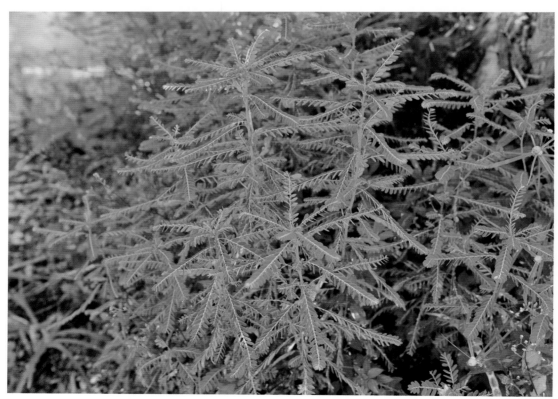

# 叶下珠

**拉丁名**：*Phyllanthus urinaria* L.

**性状**：一年生草本。

**生境分布**：生于海拔 500 米以下旷野平地、旱田、山地路旁或林缘。分布于中国、印度、斯里兰卡、中南半岛、日本、马来西亚、印度尼西亚至南美。

**药用部位**：全草。

**功效**：解毒，消炎，清热止泻，利尿。

**主治**：赤目肿痛，肠炎腹泻，痢疾，肝炎，小儿疳积，肾炎水肿，尿路感染。

**用法用量**：内服：煎汤，15~30 克；外用适量，鲜草捣烂敷伤口周围。

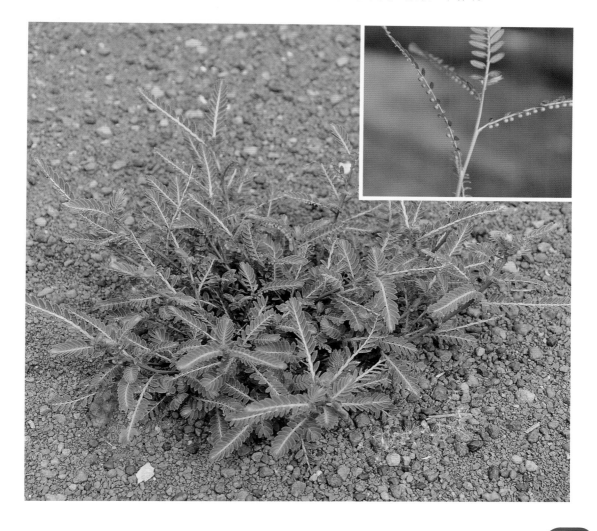

# ● 豆　科（Fabaceae）

## 酸　豆

拉丁名：*Tamarindus indica* Linn.

**性状**：乔木。

**生境分布**：原产于非洲，现各热带地
均有栽培。

**药用部位**：果实。

**功效**：为清凉缓下剂，有驱风和抗坏
血病之功效。

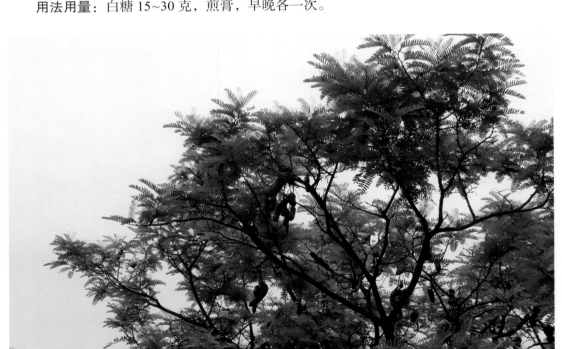

**主治**：可治腹泻、气胀、麻风病、麻
痹、瘫痪，防治坏血病、胆汁过多，可杀死人体寄生虫，减缓酒精、曼陀罗中毒。

**用法用量**：白糖 15~30 克，煎膏，早晚各一次。

# 相思子

拉丁名：*Abrus precatorius* Linn.

性状：藤本。

生境分布：生长于丘陵地或山间、路旁灌丛中。广布于热带地区。

药用部位：茎叶或根。

功效：清热解毒，利尿，催吐，驱虫，拔毒消肿，生津，润肺，清热，利尿。

主治：疥癣，痈疮，咽喉痛，肝炎，咳嗽痰喘。

用法用量：内服：煎汤，9~15克。外用：煎水洗或捣敷。

注：种子有剧毒。

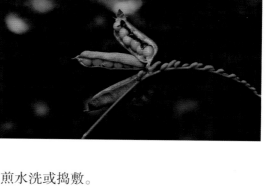

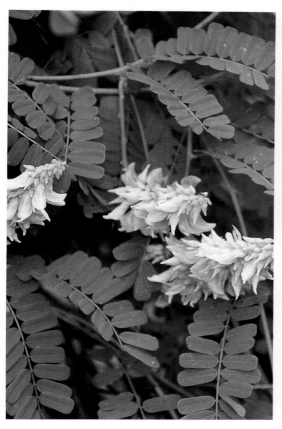

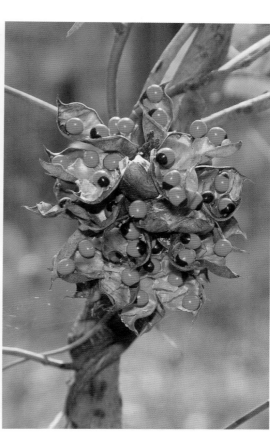

# 鱼 藤

**拉丁名**：*Derris trifoliata* Lour.

**性状**：攀援状灌木。

**生境分布**：多生于沿海河岸灌木丛、海边灌木丛或近海岸的红树林中。分布于中国、印度、马来西亚及澳大利亚北部。

**药用部位**：枝叶入药。

**功效**：散瘀止痛，杀虫。

**主治**：湿疹，风湿关节肿痛，跌打肿痛（皮肤未破）。

**用法用量**：外用：适量，煎水洗，或末敷。

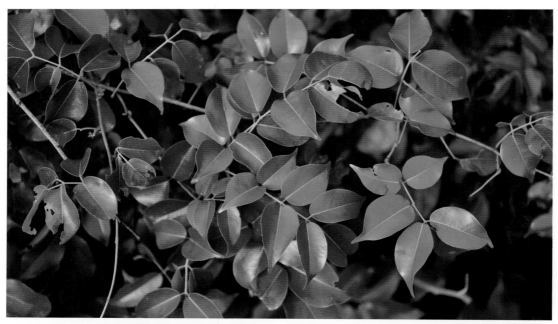

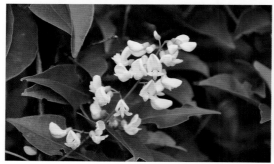
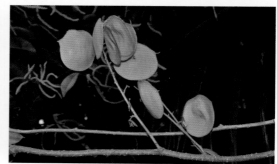

# ● 桑 科（Moraceae）

## 大 麻

**拉丁名**：*Cannabis sativa* L.

**性状**：一年生直立草本。

**生境分布**：原产锡金、不丹、印度、中国和中亚细亚，密克有栽培。

**药用部位**：花、果实、叶。

**功效**：祛风，利湿，行气，化滞。

**主治**：风湿关节疼痛，胸膈痞闷，疟疾，痢疾，泄泻，产后感冒，肝炎，痔疮，疥癣；叶含麻醉性树脂可以配制麻醉剂。

**用法用量**：内服：煎汤，9~18克；或入丸、散。外用：捣敷或榨油涂。

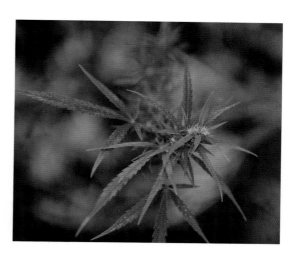

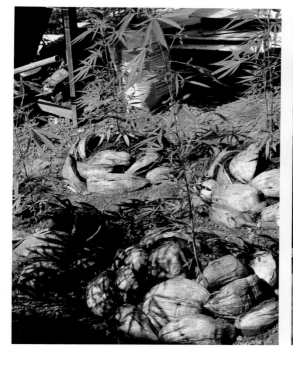

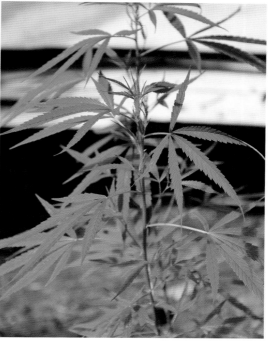

# ● 荨麻科（Urticaceae）

## 小叶冷水花

拉丁名：*Pilea microphylla* (L.) Liebm.

性状：纤细小草本。

生境分布：常生长于路边石缝和墙上阴湿处。原产南美洲热带，后引入亚洲、非洲热带地区。

药用部位：全草。

功效：清热解毒。

主治：痈疮肿毒，无名肿毒；外用于烧、烫伤。

用法用量：外用：适量鲜全草，捣敷；或绞汁涂。内服：煎汤，5~15克。

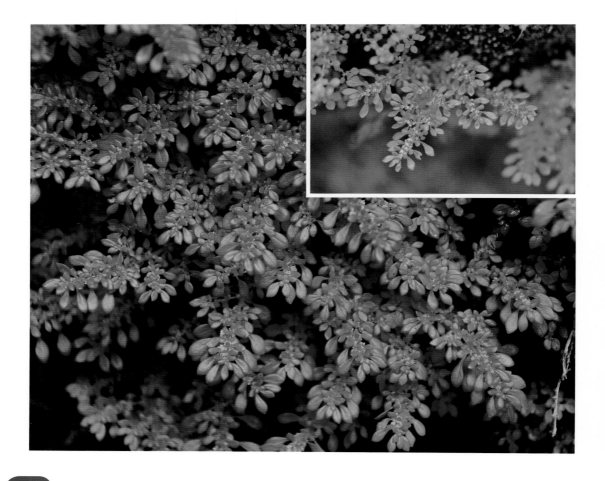

# 雾水葛

拉丁名：*Pouzolzia zeylanica* (L.) Benn.

性状：多年生草本。

生境分布：生于平地的草地上或田边，丘陵或低山的灌丛中或疏林中、沟边。亚洲热带地区广布。

药用部位：全草。

功效：清热解毒，清肿排脓，利水通淋。

主治：疮疡痈疽，乳痈，风火牙痛，痢疾，腹泻，小便淋痛，白浊。

用法用量：外用：捣敷或捣汁含漱。内服：煎汤，15~30克（鲜者30~60克）。

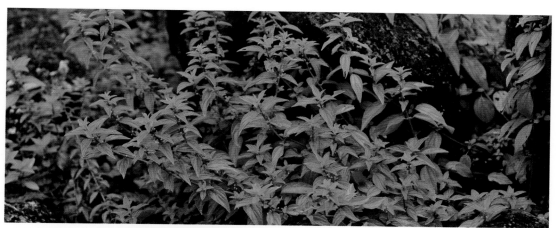

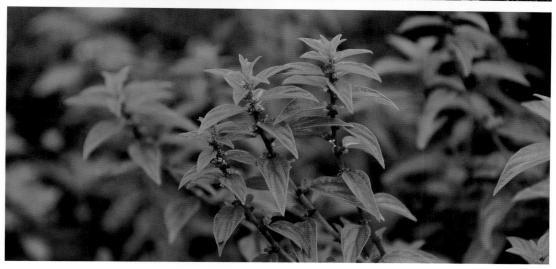

# ● 葡萄科（Vitaceae）

## 三叶乌敛莓

**拉丁名**：*Cayratia trifolia* (L.) Domin

**性状**：木质藤本。

**生境分布**：生山坡、溪边林缘或林中。分布于中国、越南、老挝、柬埔寨、泰国、孟加拉国、印度、马来西亚和印度尼西亚。

**药用部位**：全草。

**功效**：消炎止痛，散瘀活血，祛风湿。

**主治**：跌打损伤，骨折，风湿骨痛，腰肌劳损，湿疹，皮肤溃疡，肺痈，疮疖。

**用法用量**：内服：煎汤，6~12 克；亦可外用。

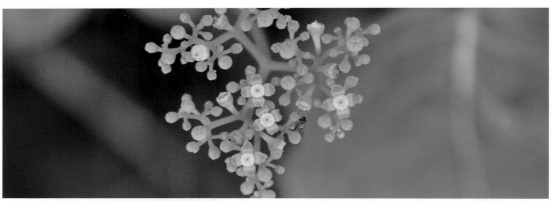

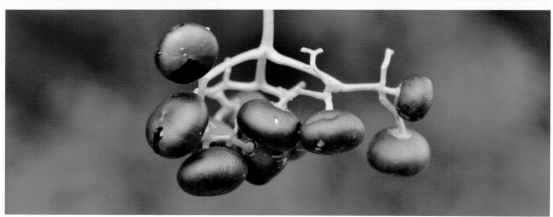

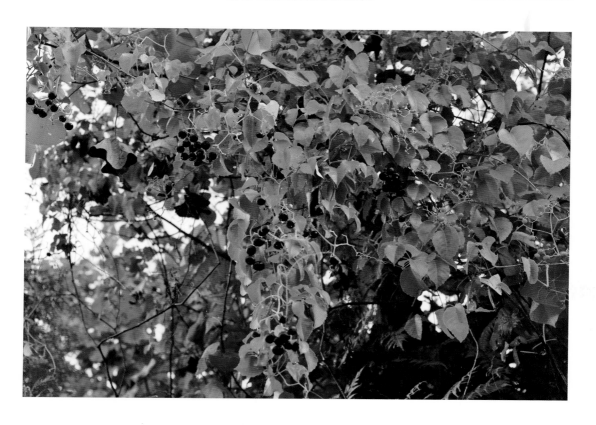

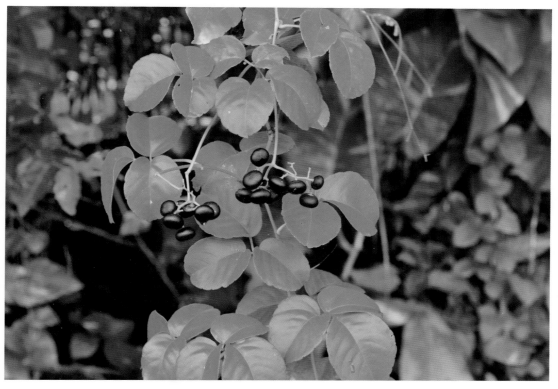

# ● 漆树科（Anacardiaceae）

## 甜槟榔青

拉丁名：*Spondias dulcis* Parkinson

性状：落叶乔木。

生境分布：生于丘陵或低山的灌丛中或疏林中、房屋边。原产波利尼西亚等太平洋岛屿。

药用部位：果、叶、树皮、树汁入药。

功效：消炎，止血。

主治：喉咙痛和口腔感染，溃疡，腹泻，痢疾，眼部炎症，分娩后大出血，咳嗽，发烧，胃痛。

用法用量：内服：煎汤，20~30克；外用：100克。

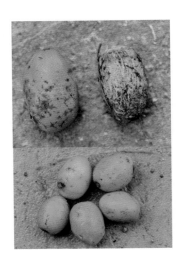

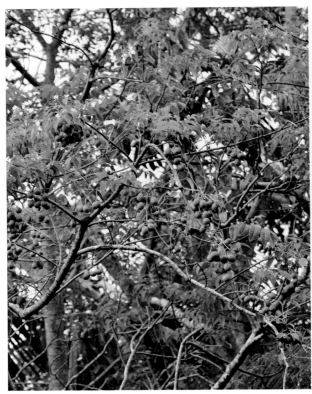

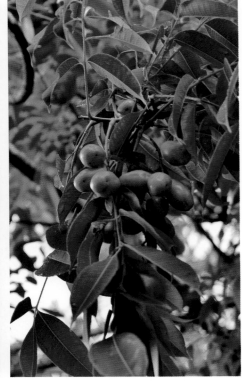

## ● 伞形科（Apiaceae）

# 积雪草

**拉丁名：** *Centella asiatica* (L.) Urban

**性状：** 多年生草本。

**生境分布：** 生于阴湿的草地或水沟边。分布于中国、印度、斯里兰卡、马来西亚、印度尼西亚、大洋洲群岛、日本、澳大利亚及中非、南非（阿扎尼亚）。

**药用部位：** 全草。

**功效：** 清热利湿、消肿解毒。

**主治：** 痧氙腹痛，暑泻，痢疾，湿热黄疸，砂淋，血淋，吐，血，咳血，目赤，喉肿，风疹，疥癣，疔痈肿毒，跌打损伤。

**用法用量：** 内服：煎汤，9~15克（鲜用15~30克）；或捣汁。外用：捣敷或捣汁涂。

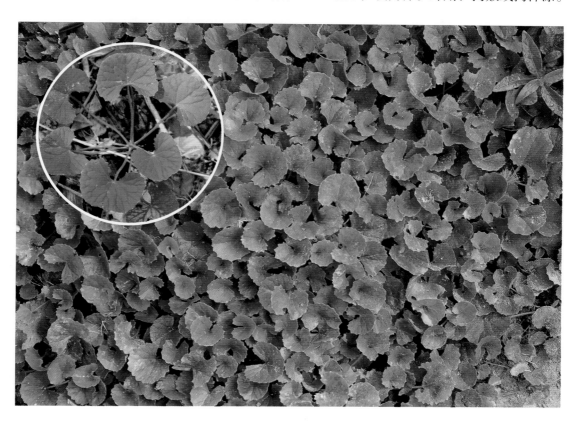

# ● 夹竹桃科（Apocynaceae）

## 长春花

**拉丁名：** *Catharanthus roseus* (L.) G. Don

**性状：** 半灌木。

**生境分布：** 原产非洲东部，现栽培于各热带和亚热带地区。

**药用部位：** 全株。

**功效：** 镇静安神，平肝降压，抗癌。

**主治：** 高血压；植株含长春花碱，对白血病、淋巴肿瘤、肺癌、绒毛膜上皮癌、血癌和子宫癌等有治疗效果。

**用法用量：** 内服：煎汤，6~15克；或提取物制成注射剂。

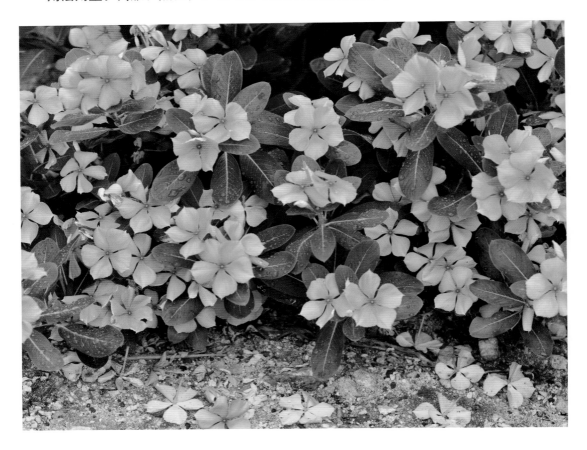

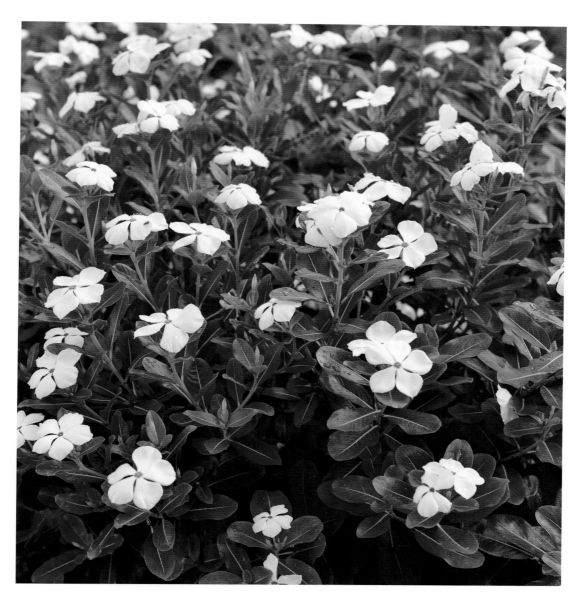

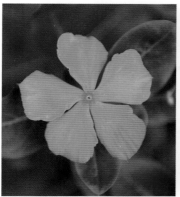
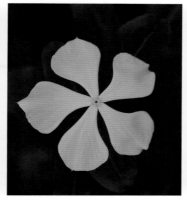
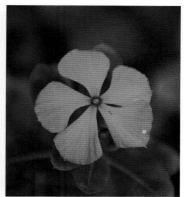

# 海杧果

**拉丁名**：*Cerbera manghas* Linn.

**性状**：乔木。

**生境分布**：生于海边或近海边湿润的地方。亚洲和澳大利亚热带地区也有分布。

**药用部位**：种子。

**功效**：催吐，下泻。

**主治**：树皮、叶、乳汁能制药剂，有催吐、下泻、堕胎效用。

**用法用量**：用量需慎重，多服能致死。

**注**：全株有毒，果实剧毒。少量即可致死，烤后毒性更大。果皮含海杧果碱、毒性苦味素、生物碱、氰酸，毒性强烈。

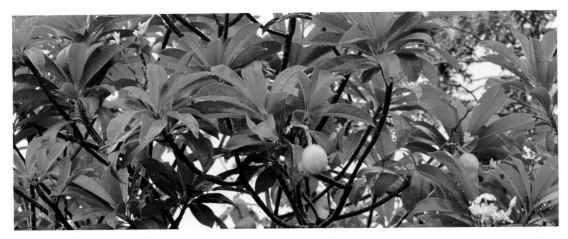

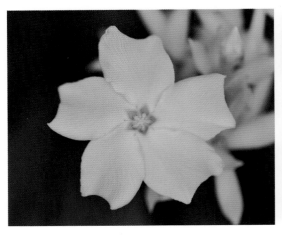
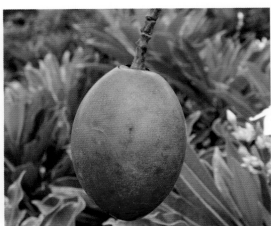

# 狗牙花

拉丁名：*Tabernaemontana divaricata* (Linnaeus) R. Brown ex Roemer & Schultes

性状：灌木。

生境分布：生于林缘，分布于中国、印度。现广泛栽培于亚洲热带和亚热带地区。

药用部位：叶或根入药。

功效：降低血压，清凉解热，利水消肿。

主治：眼病，疮疥，乳疮，癞狗咬伤；根可治头痛和骨折等。

用法用量：内服：煎汤，10~30 克。外用：适量，鲜品捣敷。

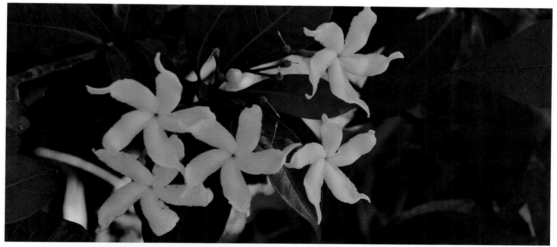

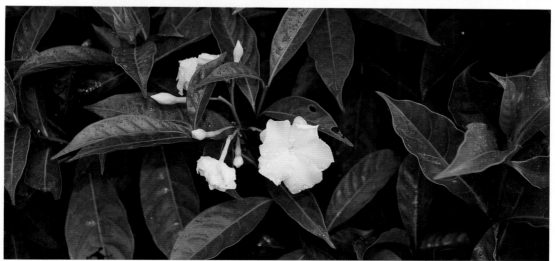

# 鸡蛋花

拉丁名：*Plumeria rubra* L. 'Acutifolia'

性状：小乔木。

生境分布：原产于南美洲，现广植于亚洲热带和亚热带地区。

药用部位：花或茎皮。

功效：清热，利湿，解暑。

主治：感冒发热，肺热咳嗽，湿热黄疸，泄泻痢疾，尿路结石，预防中暑。

用法用量：内服：煎汤，4.5~12 克。

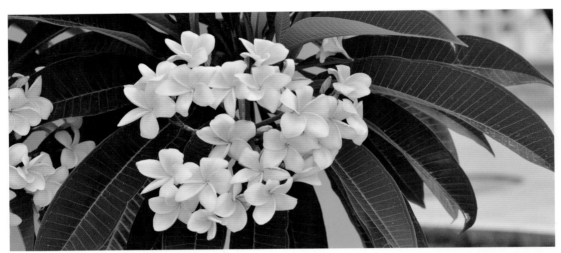

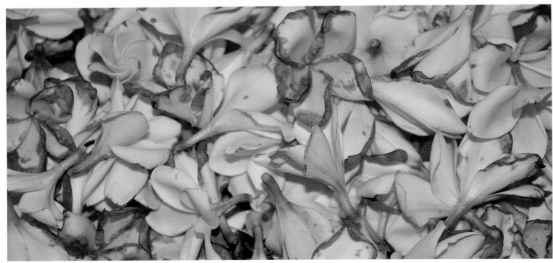

# ● 萝藦科（Asclepiadaceae）

## 白花牛角瓜

**拉丁名：** *Calotropis procera* (L.) Dry. ex Ait. f.

**性状：** 直立灌木。

**生境分布：** 生长于低海拔向阳山坡、旷野地及海边。分布于中国、印度、斯里兰卡、缅甸、越南和马来西亚等。

**药用部位：** 根、茎、叶和果。

**功效：** 消炎，抗菌，化痰和解毒。

**主治：** 麻风病，哮喘，咳嗽，溃疡和肿瘤。

**用法用量：** 内服：煎汤，1~3 克；或入散剂。

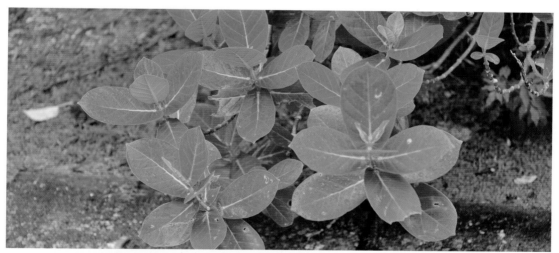

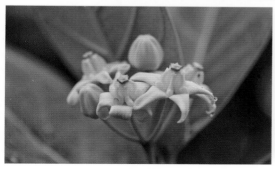
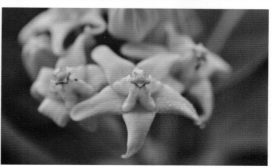

# ● 茜草科（Rubiaceae）

# 栀 子

拉丁名：*Gardenia jasminoides* Ellis

性状：灌木。

生境分布：生于低海拔的旷野、丘陵、山谷、山坡、溪边的灌丛或林中。分布于中国、日本、朝鲜、越南、老挝、柬埔寨、印度、尼泊尔、巴基斯坦、太平洋岛屿和美洲北部。

药用部位：果实。

功效：护肝，利胆，降压，镇静，止血，消肿。

主治：黄疸型肝炎，扭挫伤，高血压，糖尿病。

用法用量：煎服，5~10 克。外用生品适量，研末调敷。

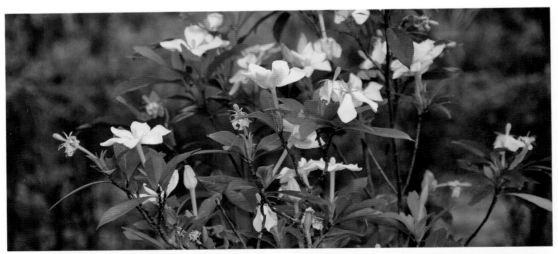

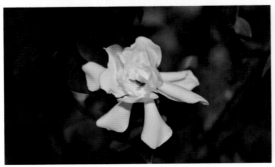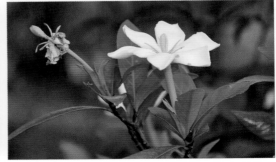

# 海巴戟

拉丁名：*Morinda citrifolia* L.

**性状**：灌木至小乔木。

**生境分布**：生于海滨平地或疏林下。分布自印度和斯里兰卡，经中南半岛，南至澳大利亚北部，东至波利尼西亚等广大地区及其海岛。

**药用部位**：果实。

**功效**：提高免疫。

**主治**：哮喘等呼吸道疾病，糖尿病，肾炎，关节炎，癔症，敏感症，动脉硬化，月经失调，心血管疾病（高血压，心肌梗塞）。

**用法用量**：提取酵素或鲜用，60~120 克。

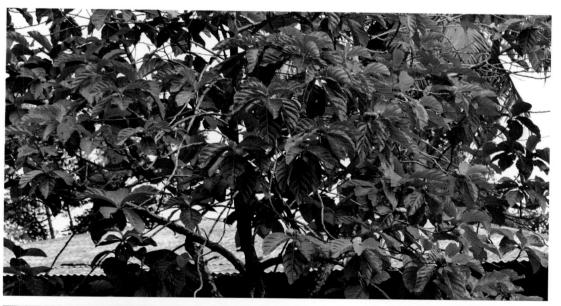

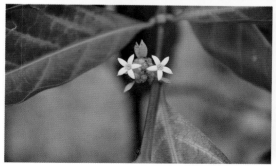
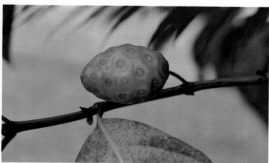

# ● 菊　科（Asteraceae）

## 白花鬼针草

**拉丁名**：*Bidens pilosa* L. var. *radiata* Sch. -Bip.

**性状**：一年生草本。

**生境分布**：生于村旁、路边及荒地中。广布于亚洲和美洲的热带和亚热带地区。

**药用部位**：全草。

**功效**：清热解毒，散瘀活血。

**主治**：上呼吸道感染，咽喉肿痛，急性阑尾炎，急性黄疸型肝炎，胃肠炎，风湿关节疼痛，疟疾；外用治疮疖、毒蛇咬伤、跌打肿痛。

**用法用量**：内服：煎汤，15~30 克。

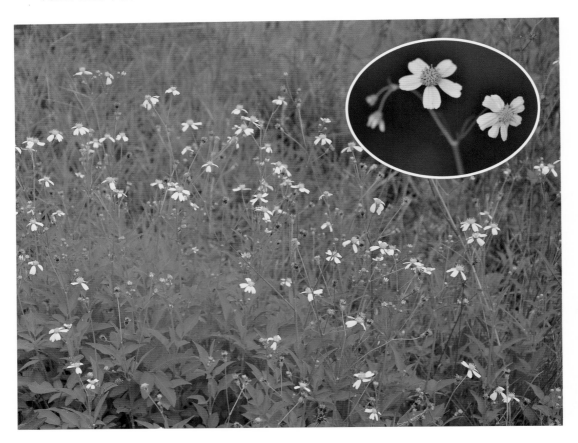

# 飞机草

拉丁名：*Chromolaena odoratum* (L.) R. King et H. Rob.

性状：多年生草本。

生境分布：原产美洲。生低海拔的丘陵地、灌丛中及稀树草原上。

药用部位：全草。

功效：杀虫，止血。

主治：跌打肿痛，疮疡肿毒，稻田性皮炎，外伤出血，旱蚂蝗咬后流血不止。

用法用量：外用适量。用鲜叶揉烂涂伤口。

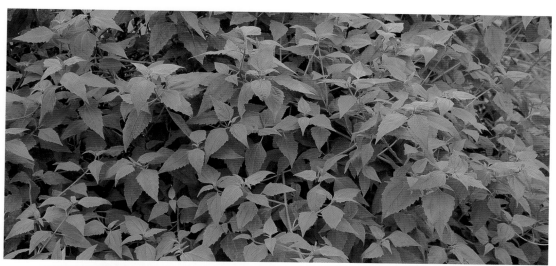

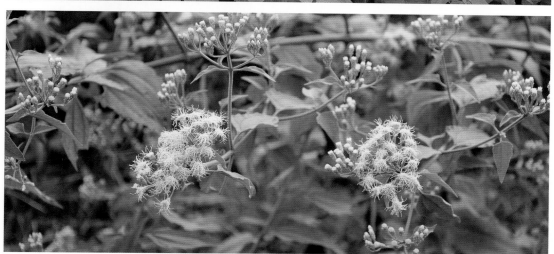

# 野茼蒿

拉丁名：*Crassocephalum crepidioides* (Benth.) S. Moore

性状：一年生直立草本。

生境分布：生于山坡路旁、水边、灌丛中。分布于中国、泰国、东南亚和非洲。是泛热带广泛分布的一种杂草。

药用部位：全草。

功效：健脾，消肿。

主治：消化不良，脾虚浮肿。

用法用量：外用：捣敷。内服：煎汤，15~30克。

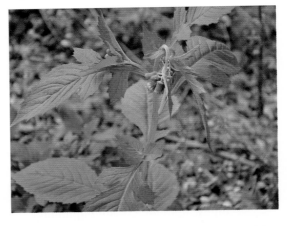

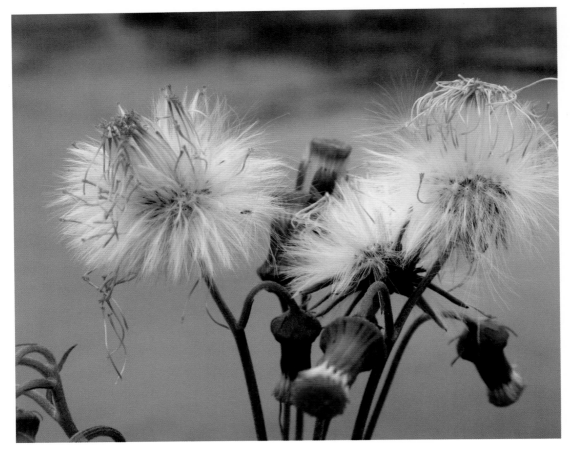

# 鳢　肠

**拉丁名：** *Eclipta prostrata* (L.) L.

**性状：** 一年生草本。

**生境分布：** 生于河边，田边或路旁。世界热带及亚热带地区广泛分布。

**药用部位：** 全草入药。

**功效：** 滋补肝肾，凉血止血。

**主治：** 各种吐血，鼻出血，咳血，肠出血，尿血，痔疮出血，血崩；捣汁涂眉发，能促进毛发生长，内服有乌发、黑发功效。

**用法用量：** 内服：煎汤，9~30克；或熬膏；或捣汁；或入丸、散。外用：适量，捣敷；或捣蓉塞鼻；或研末敷。

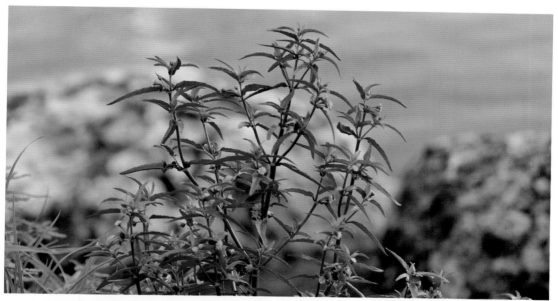

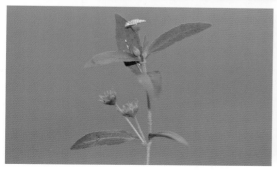
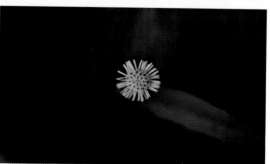

# 白花地胆草

拉丁名：*Elephantopus tomentosus* L.

性状：多生年生草本。

生境分布：生于山坡旷野、路边或灌丛中。各热带地区有广泛分布。

药用部位：全草。

功效：清热解毒，凉血利水。

主治：鼻衄，黄疸，淋证，脚气，水肿，痈肿，疔疮，蛇虫咬伤。

用法用量：内服：煎汤，25~50克；外用鲜草适量捣烂敷患处。

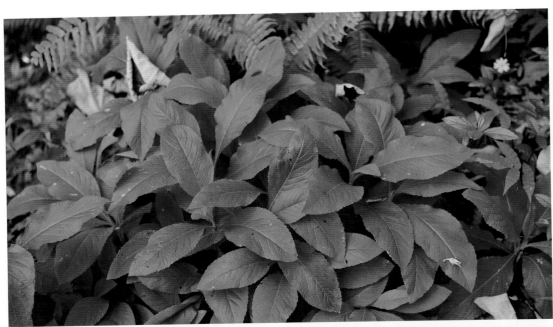

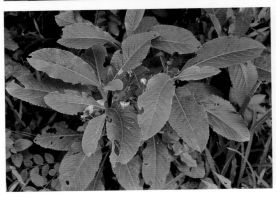
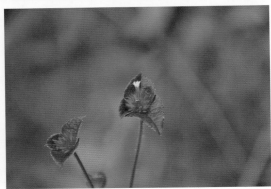

# 一点红

拉丁名：*Emilia sonchifolia* (L.) DC.

性状：一年生草本。

生境分布：生于山坡旷野、路边或灌丛中。各热带地区有广泛分布。

药用部位：全草。

功效：消炎，止痢。

主治：腮腺炎，乳腺炎，小儿疳积，皮肤湿疹。

用法用量：内服：煎汤，9~18 克，鲜品 15~30 克；或捣汁含咽。外用：适量，煎水洗；或捣敷。

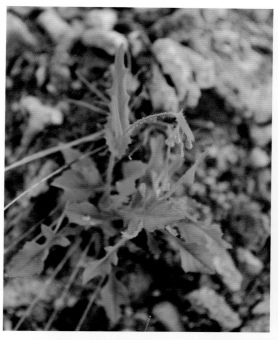
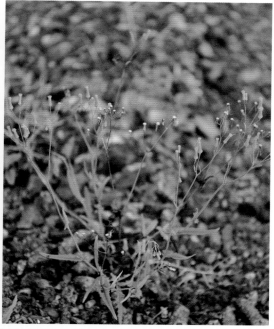

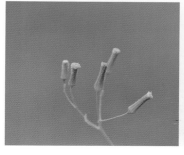
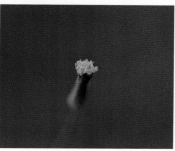
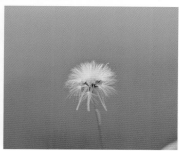

# 鹿角草

**拉丁名**：*Glossogyne tenuifolia* Cass.

**性状**：多年生草本。

**生境分布**：生于坚硬沙土，空旷沙地及海边。分布于中国、菲律宾、马来西亚、大洋洲等地。

**药用部位**：全草。

**功效**：清热解毒，活血去瘀。

**主治**：感冒发热，喉痛，肠炎腹泻，阑尾炎，跌打损伤，痈疽热疖，淋疸，牙痛，带状湿疹。

**用法用量**：内服，煎汤，25~50 克。外用捣敷。

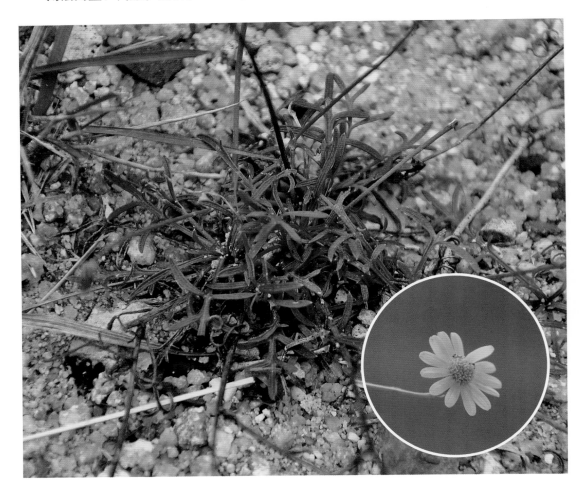

# 平卧菊三七

拉丁名：*Gynura procumbens* (Lour.) Merr.

性状：攀援草本。

生境分布：生于林间溪旁坡地砂质土上，攀援于灌木或乔木上。分布于中国、越南、泰国、印度尼西亚和非洲。

药用部位：枝叶。

功效：通经活络，消炎止咳，散瘀消肿，活血生肌。

主治：跌打损伤，风湿关节痛，痛风。

用法用量：内服：煮汤，150~250 克。作为蔬菜食用。

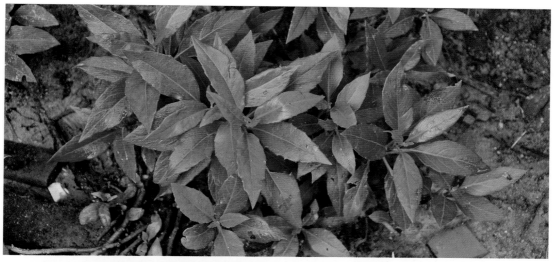

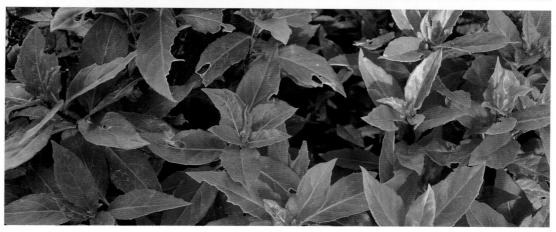

# 金腰箭

拉丁名：*Synedrella nodiflora* (L.) Gaertn.

性状：一年生草本。

生境分布：生于旷野、耕地、路旁及宅旁，繁殖力极强。原产美洲，现广布于世界热带和亚热带地区。

药用部位：全草。

功效：清热透疹，解毒消肿。

主治：感冒发热，瘢疹，疮痈肿毒。

用法用量：内服：煎汤，15~30克。外用：适量，捣敷；或煎水洗。

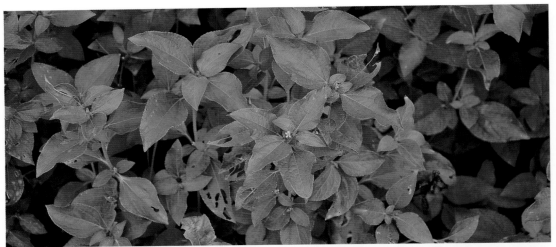

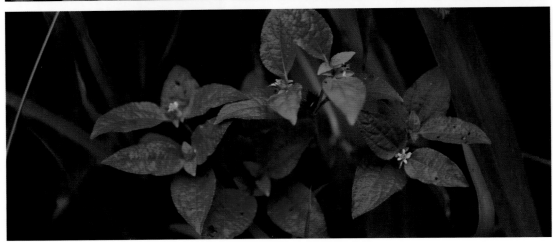

# 夜香牛

**拉丁名**：*Vernonia cinerea* (L.) Less.

**性状**：一年生或多年生草本。

**生境分布**：常见于山坡旷野、荒地、田边、路旁。印度至中南半岛、日本、印度尼西亚、非洲也有。

**药用部位**：全草。

**功效**：疏风散热，拔毒消肿，安神镇静，消积化滞。

**主治**：感冒发热，神经衰弱，失眠，痢疾，跌打扭伤，蛇伤，乳腺炎，疮疖肿毒。

**用法用量**：干品 15~30 克，鲜草 30~60 克；外用适量，鲜品捣烂敷患处。

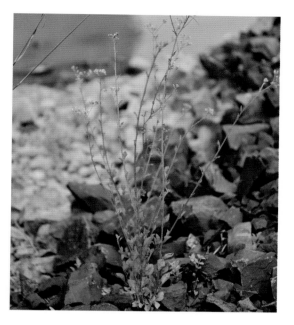

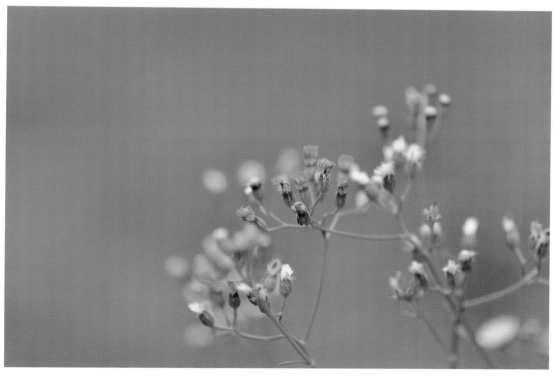

# 孪花蟛蜞菊

**拉丁名**：*Wedelia biflora* (Linn.) DC.

**性状**：攀援状草本。

**生境分布**：生草地、林下或灌丛中，海岸干燥砂地上也时常可见。印度、中南半岛、印度尼西亚、马来西亚、菲律宾、日本及大洋洲也有分布。

**药用部位**：叶和花入药。

**功效**：止痛，止泻。

**主治**：痤疮，腹泻，胃痛。

**用法用量**：内服：煎汤，15~30 克，鲜品 30~60 克。外用：适量，捣敷；或捣汁含漱。

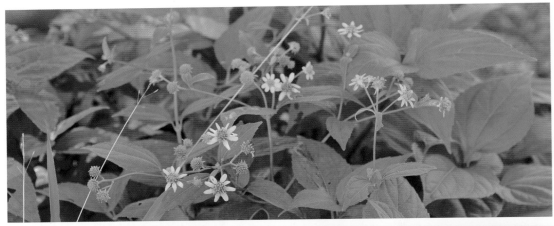

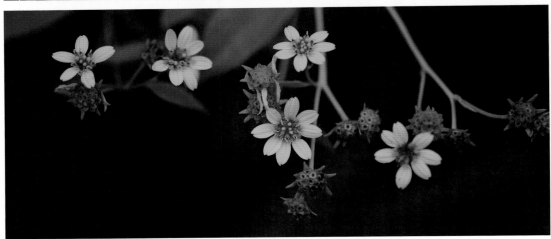

## ● 桔梗科（Campanulaceae）

## 同瓣草

拉丁名：*Hippobroma longiflora* (Linnaeus) G. Don Gen.

性状：多年生直立草本。

生境分布：生于林缘、路边。分布于热带美洲、大洋洲、及西印度群岛。

药用部位：全草。

功效：解毒，消肿止痛。

主治：用作平喘药。

用法用量：0.5~3 克，内服勿过量，以免中毒。

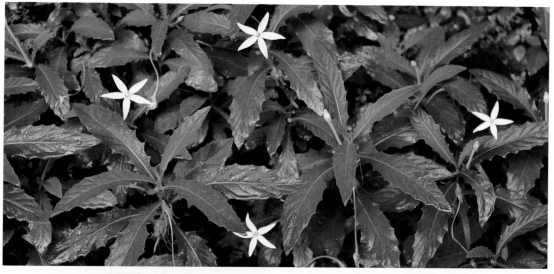

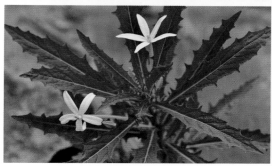
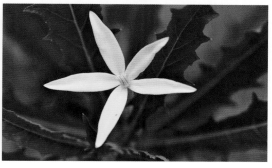

# ● 紫草科（Boraginaceae）

## 银毛树

**拉丁名**：*Messerschmidia argentea* (L. f.) Johnst.

**性状**：小乔木或灌木。

**生境分布**：生海边沙地。中国、日本、越南及斯里兰卡有分布。

**药用部位**：枝、叶入药。

**功效**：解毒，消炎。

**主治**：可治海刺虫中毒；叶子含有迷迭香酸和衍生物，用以抗病毒、抗菌、抗氧化和消炎。

**用法用量**：内服：煎汤，30~60克；或入散剂。外用：熬膏涂。

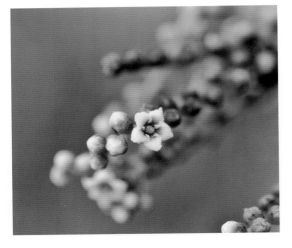

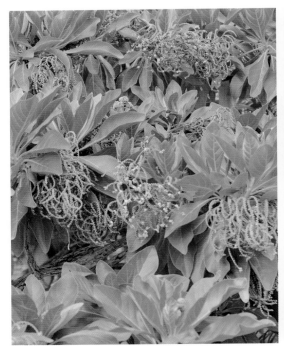

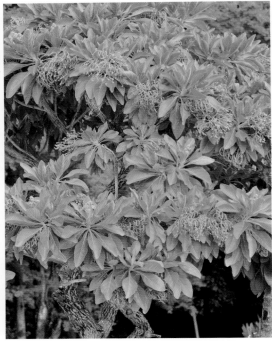

# ● 茄 科（Solanaceae）

## 苦 蘵

拉丁名：*Physalis angulata* L.

性状：一年生草本。

生境分布：生于低海拔的山谷林下及村边路旁。分布于中国、日本、印度、澳大利亚和美洲。

药用部位：全草。

功效：清热解毒，消肿利尿。

主治：咽喉肿痛，腮腺炎，急慢性气管炎，肺脓疡，痢疾，睾丸炎，小便不利；外用治脓疱疮。

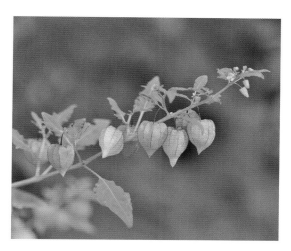

用法用量：内服：煎汤，15~30 克；或捣汁。外用：适量，捣敷；煎水含漱或熏洗。

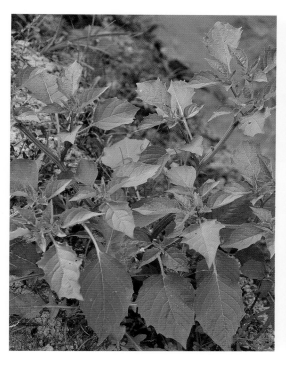

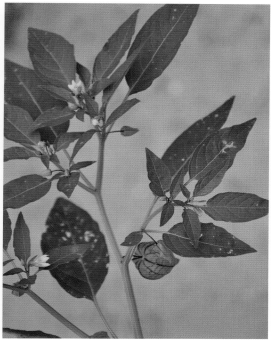

# 灯笼果

**拉丁名**：*Physalis peruviana* L.

**性状**：多年生草本。

**生境分布**：原产南美洲。生于路旁或河谷。

**药用部位**：全草。

**功效**：清热解毒，利尿。

**主治**：瘰疬发热，感冒，腮腺炎，喉痛，咳嗽，睾丸炎，大疱疮。

**用法用量**：内服：煎汤，15~30 克。

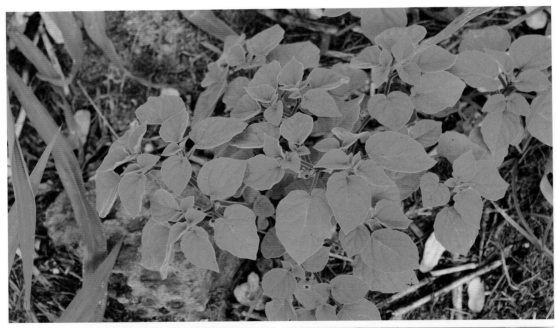

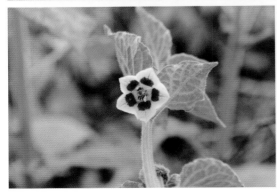

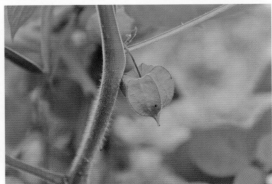

# 少花龙葵

**拉丁名**：*Solanum americanum* Mill.

**性状**：纤弱草本。

**生境分布**：生于溪边、密林阴湿处或林边荒地。分布于马来群岛。

**药用部位**：叶。

**功效**：清热利湿，凉血解毒，消炎退肿。

**主治**：痢疾，高血压，黄疸，扁桃体炎，肺热咳嗽，牙龈出血；外治皮肤湿毒、乌疱、老鼠咬伤。

**用法用量**：煎服 9~15 克，或捣汁服，外用适量，捣敷。

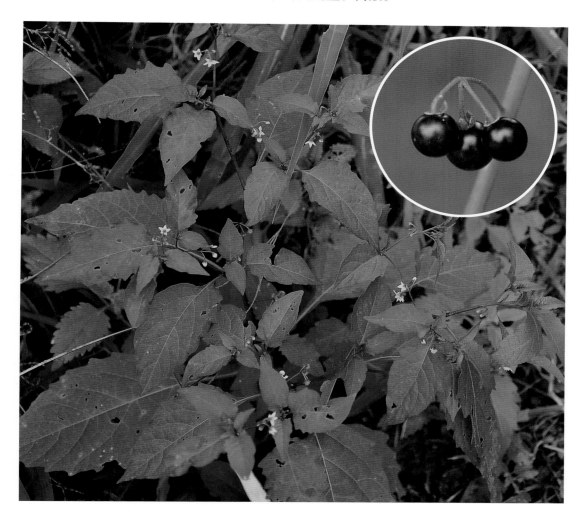

# ● 旋花科（Convolvulaceae ）

# 七爪龙

**拉丁名**：*Ipomoea digitata* L.

**性状**：多年生大型缠绕草本。

**生境分布**：生于海滩边矮林、山地疏林或溪边灌丛。分布中国，越南等热带地区。

**药用部位**：根或叶入药。

**功效**：解毒散结，逐水消肿，补血。

**主治**：水肿腹胀，便秘，瘰疬，毒疮。

**用法用量**：煎汤内服 5~10 克，或捣汁服，外用适量。

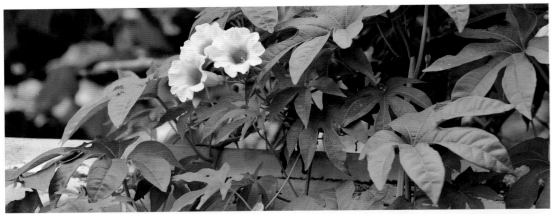

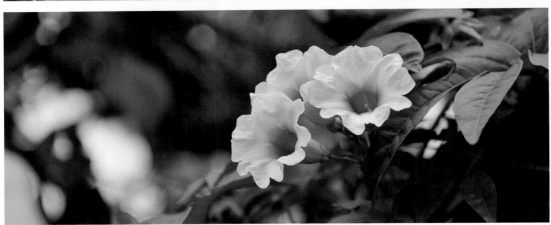

# 篱栏网

**拉丁名：** *Merremia hederacea* (Burm. f.) Hall. f.

**性状：** 缠绕或匍匐草本。

**生境分布：** 生于灌丛或路旁草丛。分布于热带非洲，马斯克林群岛，热带亚洲自印度，斯里兰卡，东经缅甸，泰国，越南，经整个马来西亚，加罗林群岛至澳大利亚的昆士兰，也见于太平洋中部的圣诞岛。

**药用部位：** 全草。

**功效：** 清热解毒，利咽喉。

**主治：** 感冒，急性扁桃体炎，咽喉炎，急性眼结膜炎。

**用法用量：** 内服：煎汤，15~30 克。

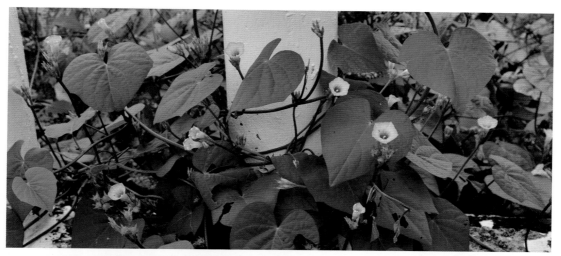

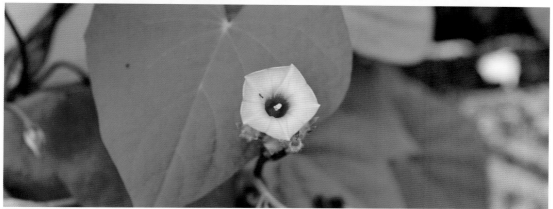

# ● 玄参科（Scrophulariaceae）

## 泥花草

拉丁名：*Lindernia antipoda* (L.) Alston

性状：一年生草本。

生境分布：多生田边及潮湿的草地中。从印度到澳大利亚北部的热带和亚热带地区广布。

药用部位：全草。

功效：逐瘀，消肿，利尿，解毒。

主治：跌打损伤，痈疽疔肿，淋病。

用法用量：鲜叶 90~120 克，捣烂绞汁冲酒服，渣敷伤处。

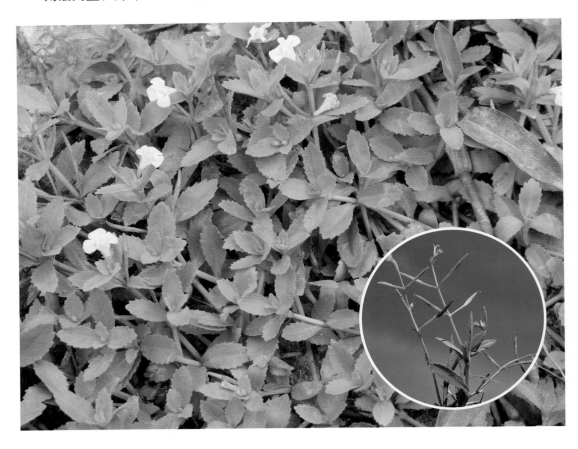

# 母　草

拉丁名：*Lindernia crustacea* (L.) F. Muell

性状：草本。

生境分布：生于田边、草地、路边等低湿处。热带和亚热带广布。

药用部位：全草。

功效：清热利湿，活血止痛。

主治：风热感冒，湿热泻痢，肾炎水肿，白带，月经不调，痈疖肿毒，毒蛇咬伤，跌打损伤。

用法用量：内服：煎汤，10~15 克，鲜品 30~60 克；或研末、浸酒。

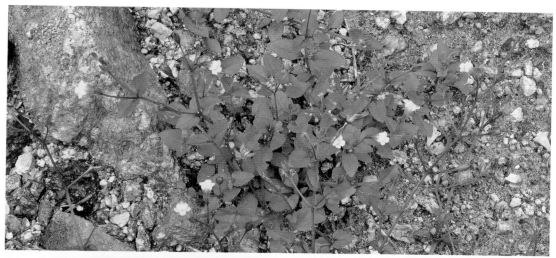

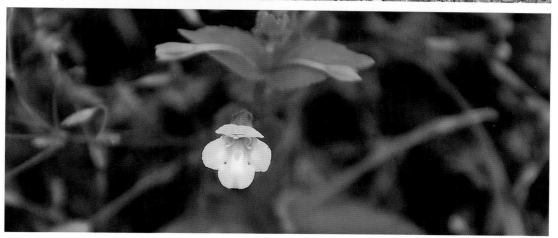

# ● 爵床科（Acanthaceae）

## 宽叶十万错

**拉丁名**：*Asystasia gangetica* (L.) T. Anders.

**性状**：多生年草本。

**生境分布**：生于林缘、路边。分布于中国、印度、泰国、中南半岛至马来半岛，现已成为泛热带杂草。

**药用部位**：全草。

**功效**：续伤接骨，解毒止痛，凉血止血。

**主治**：用于跌扑骨折、瘀阻肿痛，为伤科要药；治痈肿疮毒及毒蛇咬伤，无论内服、外敷皆有一定功效，以鲜品为佳。用于血热所致的各种出血症，并有止血不留瘀的特长，对出血兼有瘀者尤为适宜。常用于创伤出血。

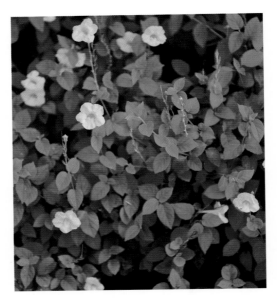

**用法用量**：内服：煎汤，9~15克。外用：适量捣敷患处或研末外用。

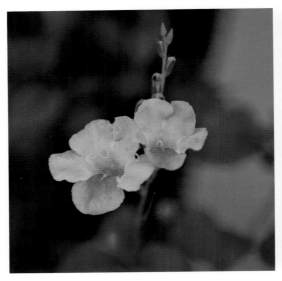

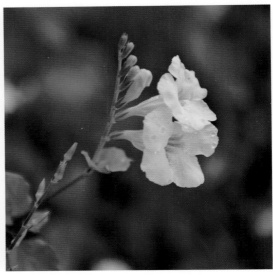

# 楠　草

拉丁名：*Ruellia repens* Linnaeus

性状：多年生披散草本。

生境分布：生于低海拔路边或旷野草地上。中国、印度、马来西亚至菲律宾也有分布。

药用部位：叶。

功效：解毒，消肿，止痛。

主治：疡痈肿痛，刀伤，腹痛，牙痛。

用法用量：内服：30~50 克，外用适量。

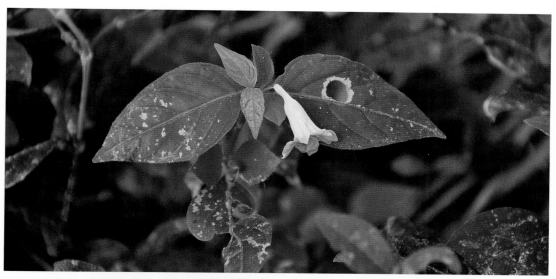

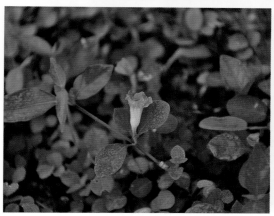

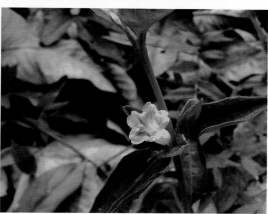

## ● 马鞭草科（Verbenaceae）

# 波纳佩白毛紫珠

**拉丁名：** *Callicarpa candicans* (Burm. f.) Hochr. var. *ponapensis* Fosberg

**性状：** 灌木。

**生境分布：** 生于平原、山坡、路旁或空旷荒芜之地。分布于密克罗尼西亚波纳佩和科斯雷洲。

**药用部位：** 根、皮、树叶。

**功效：** 祛湿止痒杀虫。

**主治：** 疥疮、湿疮、顽癣等所致皮肤瘙痒症。

**用法用量：** 外洗：用根、皮、叶煎水外洗皮肤。本品有毒，禁内服。

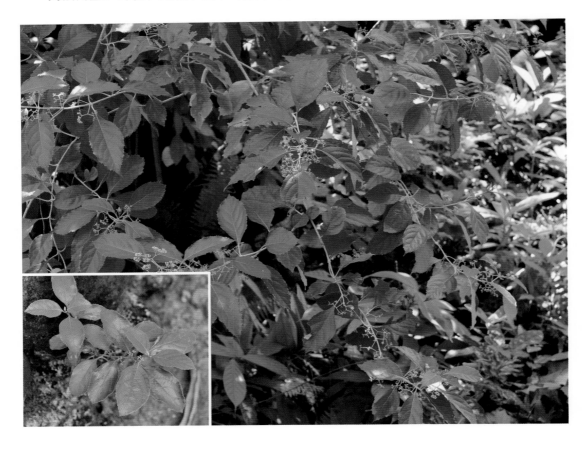

# 苦郎树

**拉丁名**：*Clerodendrum inerme* (L.) Gaertn.

**性状**：攀援状灌木。

**生境分布**：生长于海岸沙滩和潮汐能至的地方。中国南部、印度、东南亚至大洋洲北部。

**药用部位**：根。

**功效**：去瘀，消肿，除湿，杀虫。

**主治**：跌打瘀肿，皮肤湿疹，疮疥。

**用法用量**：外用：适量，水煎熏洗；或捣敷或研末撒敷。内服：适量，捣汁饮。

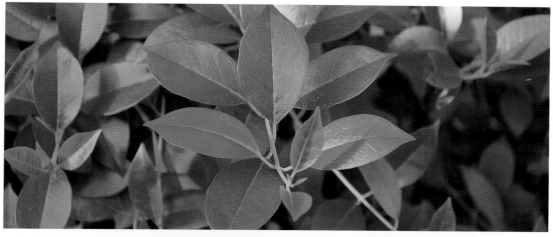

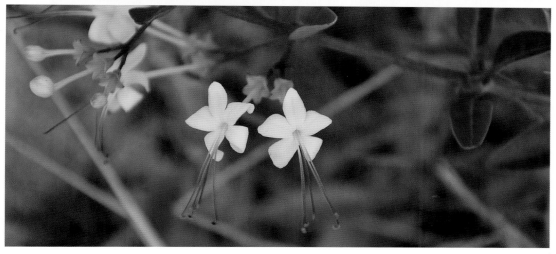

# 过江藤

拉丁名：*Phyla nodiflora* (L.) Greene

性状：多年生草本。

生境分布：生于山坡、平地、河滩等湿润地方。全世界的热带和亚热带地区也有分布。

药用部位：全草。

功效：能破瘀生新、通利小便。

主治：咳嗽，吐血，通淋，痢疾，牙痛，疔毒，枕痛，带状疱疹、跌打损伤。

用法用量：内服：15~30 克；外用适量，鲜品捣烂敷患处。

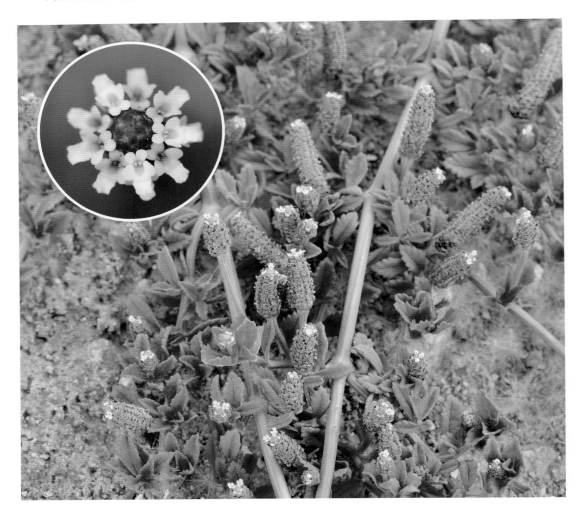

# 假马鞭

拉丁名：*Stachytarpheta jamaicensis* (L.) Vahl.

性状：多年生粗壮草本或亚灌木。

生境分布：生长在海拔 300~580 米的山谷阴湿处草丛中。原产中南美洲，东南亚广泛有分布。

药用部位：全草。

功效：清热解毒、利水通淋。

主治：尿路结石，尿路感染，风湿筋骨痛，喉炎，急性结膜炎，痈疖肿痛。兽药治牛猪疮疖肿毒、喘咳下痢。

用法用量：内服：煎汤，9~15 克；或浸酒。外用：适量，捣敷。

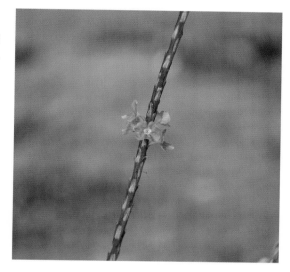

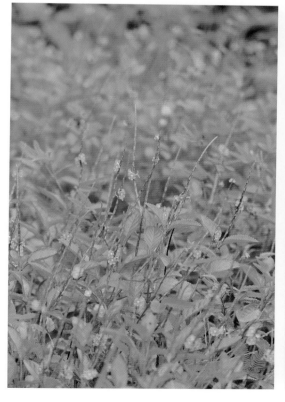

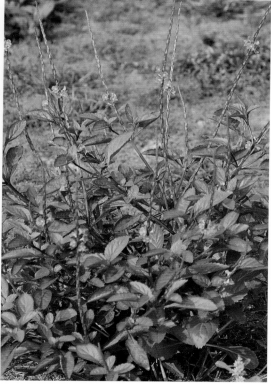

# 黄 荆

拉丁名：*Vitex negundo* L.

性状：灌木或小乔木。

生境分布：生于山坡路旁或灌木丛中。分布于非洲东部经马达加斯加、亚洲东南部及南美洲的玻利维亚。

药用部位：根或种子。

功效：祛风解表，止咳平喘，理气消食止痛。

主治：伤风感冒，咳嗽，哮喘，胃痛吞酸，消化不良，食积泻痢，胆囊炎，胆结石，疝气；根可以驱烧虫。

用法用量：煎水内服，15克。外用适量。

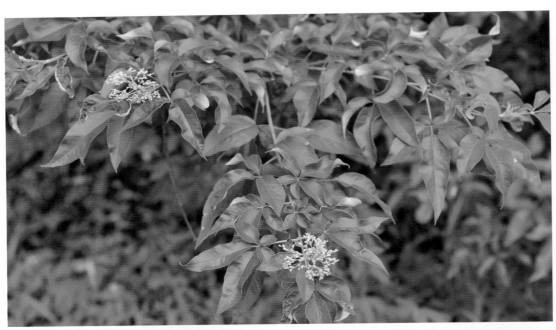

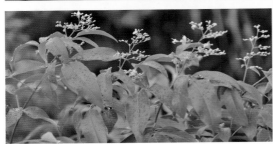
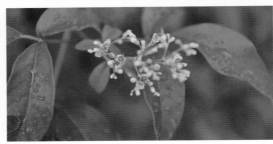

## ● 唇形科（Lamiaceae）

# 肾 茶

**拉丁名**：*Clerodendranthus spicatus* (Thunb.) C. Y. Wu

**性状**：多年生草本。

**生境分布**：生于林下潮湿处，有时也见于无荫平地上，更多为栽培。分布于中国、印度、缅甸、泰国、印度尼西亚、菲律宾至澳大利亚及邻近岛屿。

**药用部位**：地上部分入药。

**功效**：清热祛湿，排石利水。

**主治**：急慢性肾炎，膀胱炎，尿路结石及风湿性关节炎；对肾脏病有良效。

**用法用量**：内服：煎汤 30~60 克，鲜用 90~120 克。

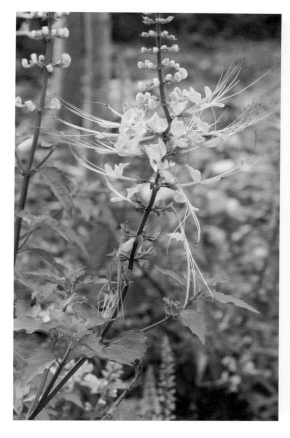
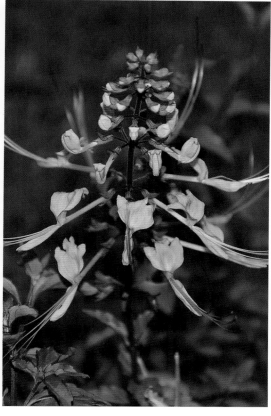

# 吊球草

拉丁名：*Hyptis rhomboidea* Mart. et Gal.

性状：一年生草本。

生境分布：生于开旷荒地上。原产热带美洲，现广布于全热带。

药用部位：全草。

功效：祛湿，消带，消肿，解热，止血。

主治：感冒，肺疾，中暑，气喘，淋病。

用法用量：内服：煎汤，30~60 克。

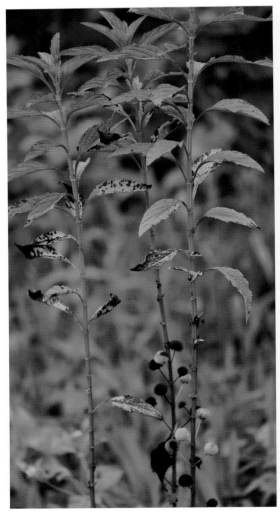 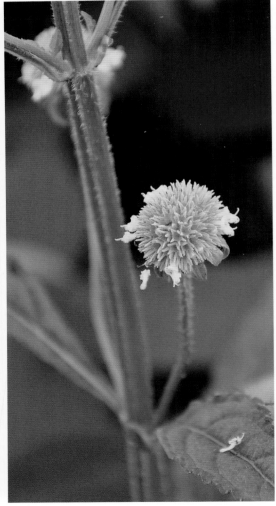

# 圣罗勒

拉丁名：*Ocimum sanctum* L.

性状：半灌木草本。

生境分布：生于干燥沙质草地上。为一泛热带杂草，自北非经西亚，印度，中南半岛，马来西亚，印度尼西亚，菲律宾至澳大利亚也有。

药用部位：全草或叶。

功效：止痛，平喘。

主治：头痛，感冒，胃痛，炎症，心脏疾病，中毒症，疟疾，哮喘。

用法用量：内服：煎汤，3~9 克；或研末。

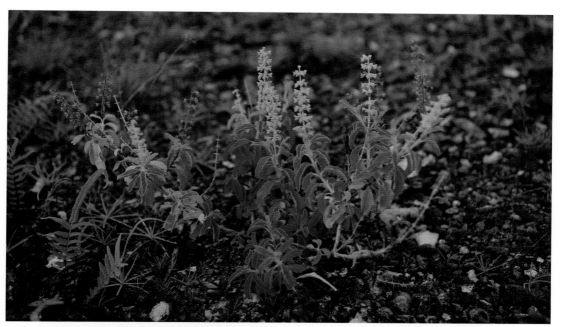

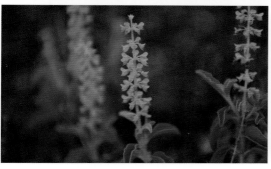
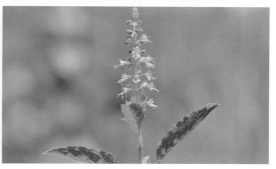

# ● 鸭跖草科（Commelinaceae）

## 节节菜

**拉丁名**：*Commelina diffusa* Burm. f.

**性状**：一年生披散草本。

**生境分布**：生于林中、灌丛中或溪边或潮湿的旷野。广布于世界热带、亚热带地区。

**药用部位**：全草。

**功效**：清热解毒，利尿消肿，止血。

**主治**：急性咽喉炎，痢疾，疮疖，小便不利；外用治外伤出血。

**用法用量**：鲜品 30~60 克；外用适量，干粉撒敷伤口。

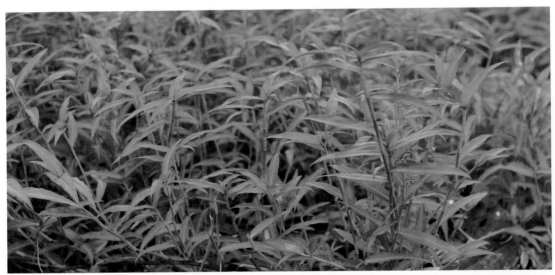

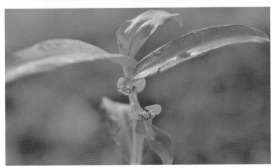
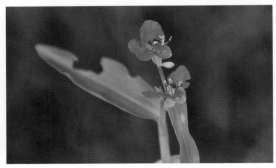

# ● 须叶藤科（Flagellariaceae）

# 须叶藤

拉丁名：*Flagellaria indica* Linn.

性状：多年生攀缘植物。

生境分布：生于沿海地区海拔 40~450 米的沟边、河边疏林。分布于中国、印度、中南半岛、菲律宾、印度尼西亚和澳大利亚等。

药用部位：茎及根状茎。

功效：利尿。

主治：主治水肿，小便不利。

用法用量：内服：煎汤 9~15 克。

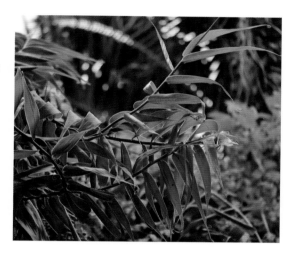

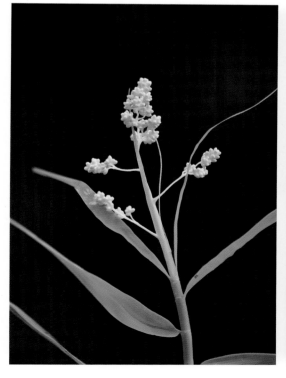

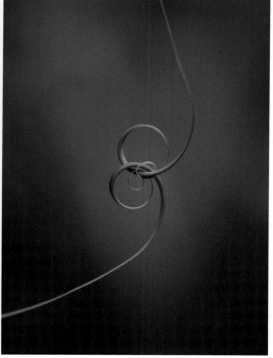

# ● 姜　科（Zingiberaceae）

## 闭鞘姜

拉丁名：*Costus speciosus* (J. König) Smith

性状：多年生草本。

生境分布：生于疏林下、山谷荫湿地、路边草丛、荒坡、水沟边等处。热带亚洲广布。

药用部位：根状茎。

功效：消炎利尿，散瘀消肿，解毒止痒等。

主治：百日咳，肾炎水肿，尿路感染，肝硬化腹水，小便不利，外用治荨麻疹，疮疖肿毒，中耳炎。

用法用量：6~15克；外用适量，煎水洗或鲜品捣烂敷患处。

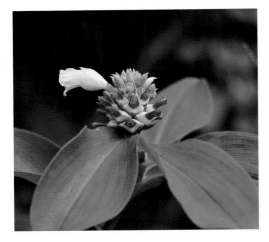

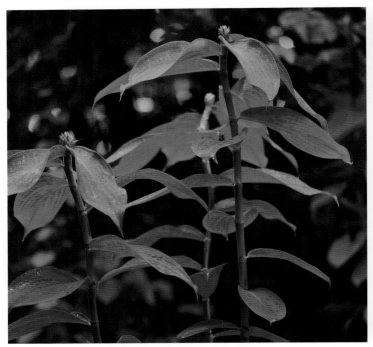

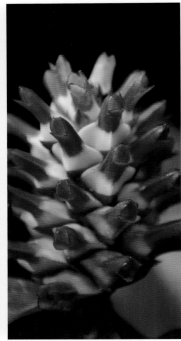

# 春秋姜黄

**拉丁名**：*Curcuma australasica* Hook. f.

**性状**：草本。

**生境分布**：生于林下、灌丛中或村边路旁。分布于巴布亚新几内亚、澳大利亚，中国有栽培。

**药用部位**：根状茎。

**功效**：抗氧化，抗肿瘤，降血脂，降血糖，抗溃疡，保护肝脏，抗心肌缺血，抗抑郁，抗菌，消炎，抗病毒和抗真菌。

**主治**：癌症，糖尿病，冠心病，关节炎，阿尔茨海默氏病（早老性痴呆）以及其他慢性疾病。

**用法用量**：内服：煎汤，3~10克，或入丸散。

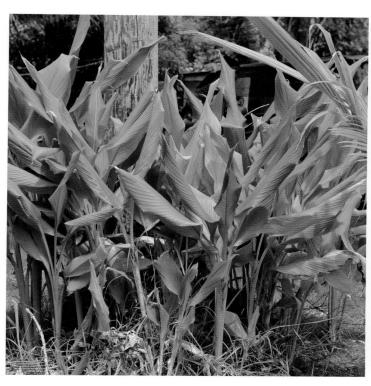

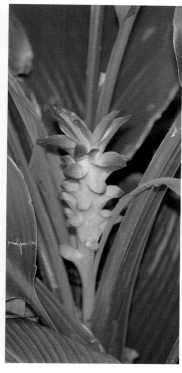

# 姜 黄

**拉丁名**：*Curcuma longa* L.

**性状**：多年生草本。

**生境分布**：生于向阳的地方。东亚及东南亚广泛栽培。

**药用部位**：根状茎。

**功效**：破血，行气，通经，止痛。

**主治**：心腹痞满胀痛，臂痛，症瘕，妇女血瘀经闭，产后瘀停腹痛，跌扑损伤，痈肿。

**用法用量**：内服：煎汤，10~20克，或入丸散。

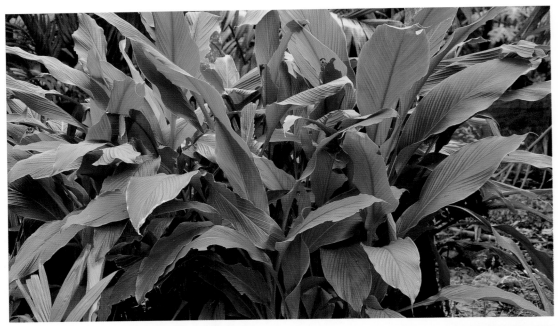

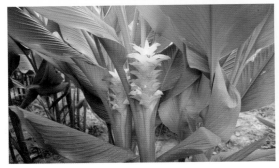
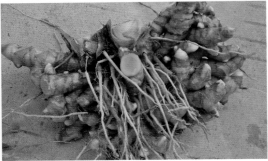

# 红球姜

**拉丁名：** *Zingiber zerumbet* (L.) Smith

**性状：** 多年生草本。

**生境分布：** 生于林下荫湿处。亚洲热带地区广布。

**药用部位：** 根状茎。

**功效：** 祛风解毒。

**主治：** 肚痛，腹泻，并可提取芳香油作调合香精原料；嫩茎叶可当蔬菜。

**用法用量：** 内服：煎汤，9~15 克。

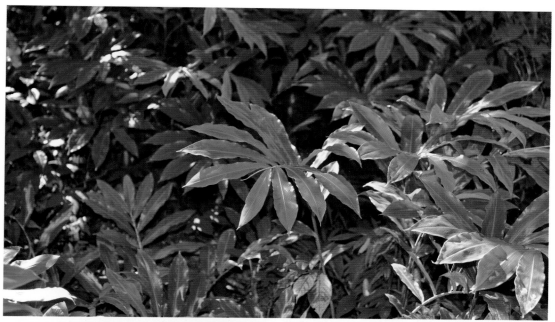

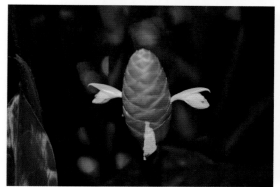

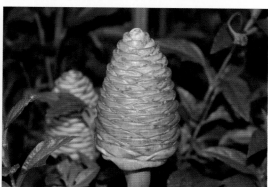

# ● 百合科（Liliaceae）

# 芦荟

**拉丁名**：*Aloe vera* (Linnaeus) N. L. Burman

**性状**：草本。

**生境分布**：原产于非洲热带干旱地区，分布几乎遍及世界各地。在印度和马来西亚一带、非洲大陆和热带地区都有野生芦荟分布。

**药用部位**：叶。

**功效**：泻火，解毒，化瘀，杀虫。

**主治**：目赤，便秘，白浊，尿血，小儿惊痫，疳积，烧烫伤，妇女闭经，痔疮，疥疮，痈疖肿毒，跌打损伤。

**用法用量**：内服：入丸、散，或研末入胶囊，0.6~1.5克；不入汤剂。外用：适量，研末敷。

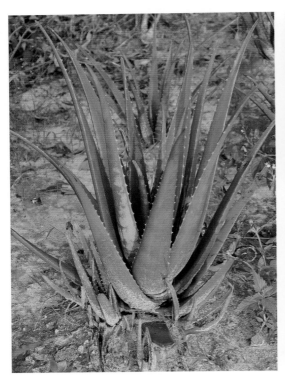
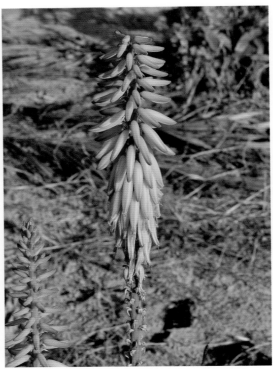

# 山菅兰

拉丁名：*Dianella ensifolia* (L.) DC.

性状：多年生草本。

生境分布：生于林下、山坡或草丛中。分布于亚洲热带地区至非洲的马达加斯加岛。

药用部位：根状茎。

功效：拔毒消肿。

主治：痈疮脓肿，癣，淋巴结炎。

用法用量：有大毒，严禁内服。适量，捣烂，用布料裹敷患处。

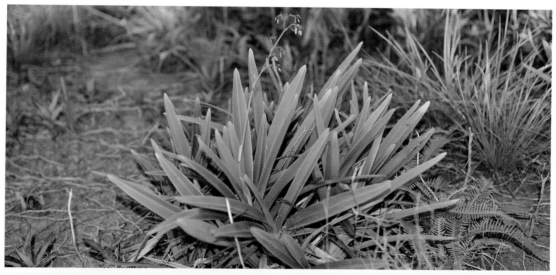

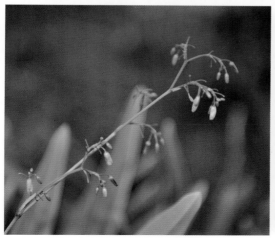
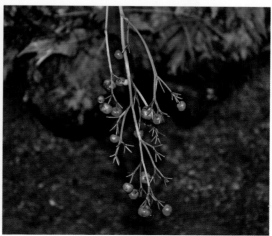

# ● 天南星科（Araceae）

## 尖尾芋

**拉丁名**：*Alocasia cucullata* (Lour.) Schott

**性状**：直立草本。

**生境分布**：生于溪谷湿地或田边，有些地方栽培于庭院或药圃。分布于中国、孟加拉国、斯里兰卡、缅甸、泰国。

**药用部位**：全株。

**功效**：清热解毒，消肿镇痛。

**主治**：流感，高烧，肺结核，急性胃炎，胃溃疡，慢性胃病，肠伤寒；外用治毒蛇咬伤、蜂窝组织炎、疮疖、风湿等。

**用法用量**：该种有毒，内服需久煎 6 小时以上方可避免中毒。

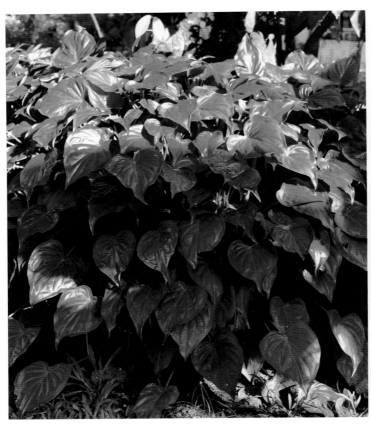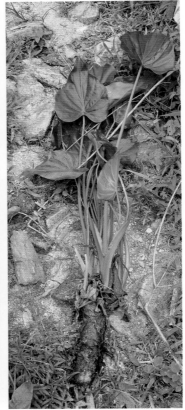

# 海　芋

**拉丁名**：*Alocasia macrorrhiza* (L.) Schott

**性状**：大型常绿草本植物。

**生境分布**：生长于热带雨林林缘或河谷野芭蕉林下。分布于孟加拉国、印度东北部至马来半岛、中南半岛以及菲律宾、印度尼西亚。

**药用部位**：根状茎。

**功效**：对腹痛，霍乱，疝气等有良效。

**主治**：肺结核，风湿关节炎，气管炎，流感，伤寒，风湿心藏病；外用治疗疮肿毒、蛇虫咬伤、烫火伤。调煤油外用治神经性皮炎。兽医用以治牛伤风、猪丹毒。

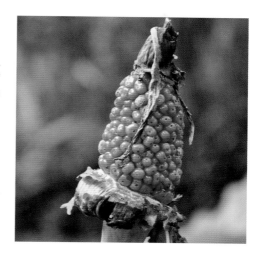

**用法用量**：干品 9~15 克，鲜品 30~60 克。本品有毒，须久煎并换水 2~3 次后方能服用；外用适量，鲜品捣烂敷患处，不能敷正常皮肤。

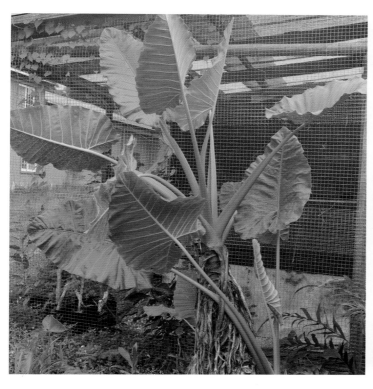
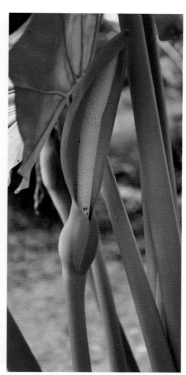

## ● 薯蓣科（Dioscoreaceae）

# 黄　独

拉丁名：*Dioscorea bulbifera* L.

**性状**：缠绕草质藤本。

**生境分布**：生于河谷边、山谷阴沟或杂木林边缘，有时房前屋后或路旁的树荫下也能生长。日本、朝鲜、印度、缅甸以及大洋洲、非洲都有分布。

**药用部位**：块茎入药。

**功效**：清热消肿解毒，化痰散结，凉血止血。

**主治**：甲状腺肿大，淋巴结核，咽喉肿痛，吐血，咯血，百日咳，瘿瘤，咳嗽痰喘，瘰疬，疮疡肿毒，毒蛇咬伤等；外用治疮疖。

**用法用量**：内服：煎汤，4.5~9克。外用：捣敷或研末调敷。

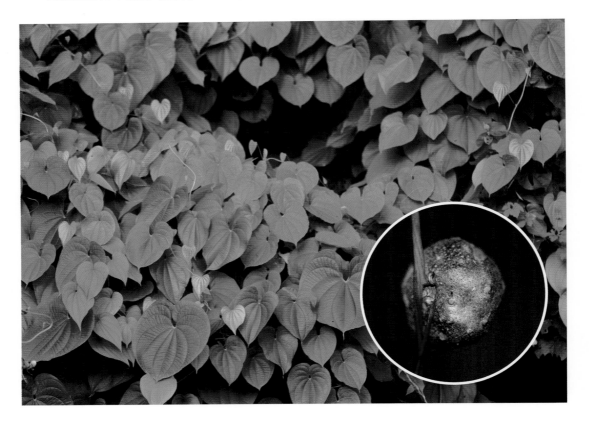

# ● 棕榈科（Arecaceae）

# 槟 榔

拉丁名：*Areca catechu* L.

性状：乔木状。

生境分布：亚洲热带地区广泛栽培。

药用部位：果实。

功效：杀虫，破积，降气行滞，行水
化湿。

主治：绦虫、钩虫、蛔虫、绕虫、姜
片虫等寄生虫感染。

用法用量：煎服，90~120 克。

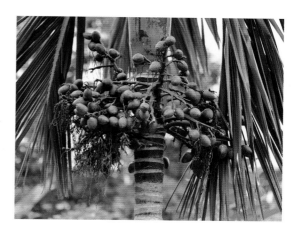

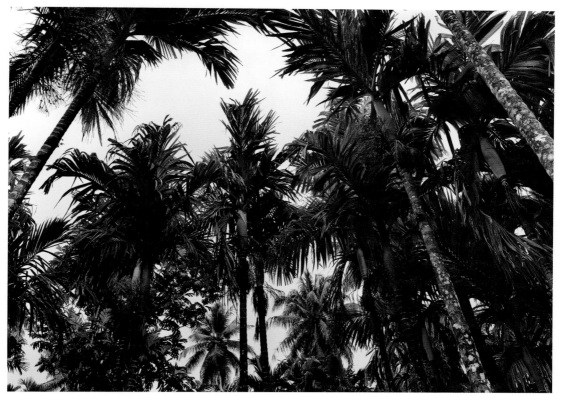

# ● 露兜树科（Pandanaceae）

## 露兜树

拉丁名：*Pandanus tectorius* Sol.

**性状**：常绿分枝灌木或小乔木。

**生境分布**：生于海边沙地或引种作绿篱。也分布于亚洲热带、澳大利亚南部。

**药用部位**：叶、根、果入药。

**功效**：降血糖、发汗解表，清热解毒，利尿，解酒毒。

**主治**：感冒发热，肾炎，水肿，腰腿痛，肝热虚火，肝硬化腹水，中暑，尿路感染，结石，肝炎，眼结膜炎痢疾，睾丸炎，痔疮。

**用法用量**：内服：煎汤，3~6克。

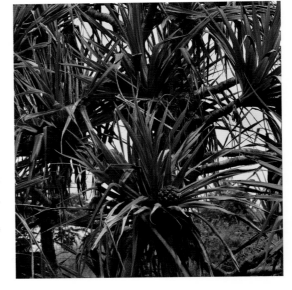

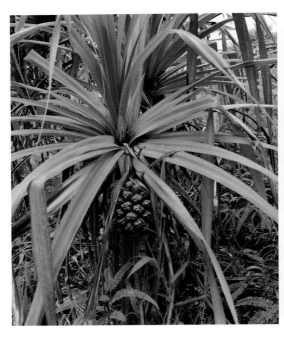

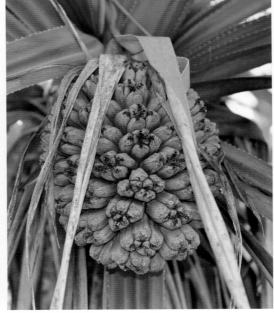

## ● 蒟蒻薯科（Taccaceae）

# 蒟蒻薯

**拉丁名**：*Tacca leontopetaloides* (L.) Kuntze.

**性状**：多年生草本。

**生境分布**：本种为广布种，从非洲西部沿海到东太平洋都有分布。原产亚洲热带和非洲。

**药用部位**：块茎入药。

**功效**：清热解毒，理气止痛。

**主治**：胃病，腹泻和痢疾，胃和结肠内出血。

**用法用量**：内服：煎汤，9~15 克。外用：适量，捣敷。内服不可过量。孕妇禁服。

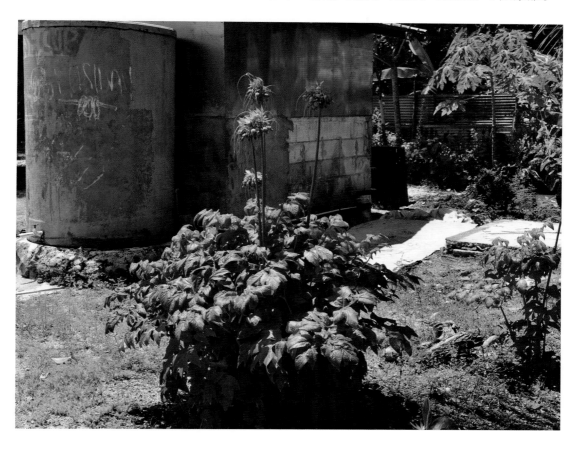

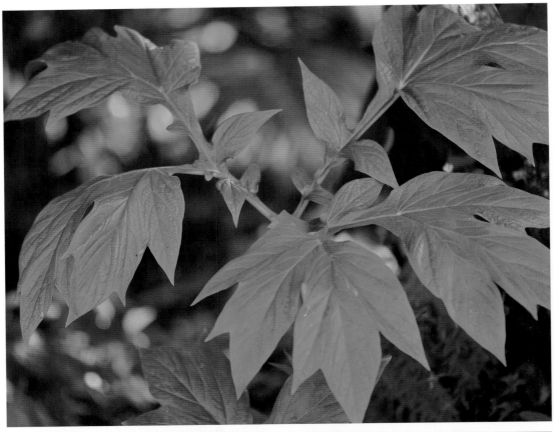

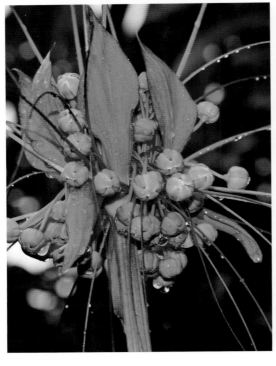

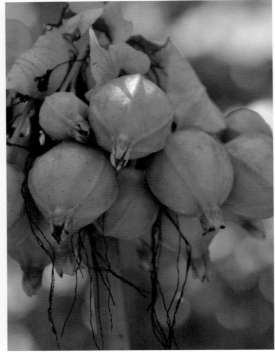

# ● 兰　科（Orchidaceae）

# 竹叶兰

**拉丁名**：*Arundina graminifolia* (D. Don) Hochr.

**性状**：多年生草本。

**生境分布**：生于草坡、溪谷旁、灌丛下或林中。分布于中国、尼泊尔、锡金、不丹、印度、斯里兰卡、缅甸、越南、老挝、柬埔寨、泰国、马来西亚、印度尼西亚、琉球群岛和塔希提岛。

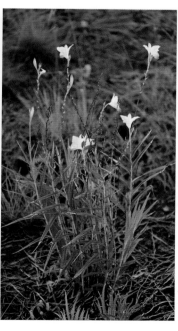

**药用部位**：全草。

**功效**：清热解毒，祛风除湿，止痛，利尿。

**主治**：肝炎，关节痛，腰酸腿痛，胃痛，淋证，小便涩痛，脚气水肿，瘰疬，肺痨、牙痛，咽喉痛，感冒，小儿惊风，小儿疳积，咳嗽，食物中毒，跌伤，蛇咬伤，外伤出血。

**用法用量**：内服：煎汤，15~30 克；或炖肉。

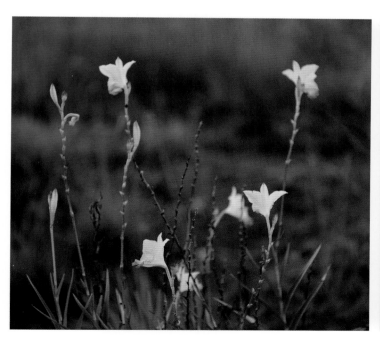

# ● 莎草科（Cyperaceae）

## 异型莎草

拉丁名：*Cyperus difformis* L.

**性状**：一年生草本。

**生境分布**：生长于稻田中或水边潮湿处。分布于中国、苏联、日本、朝鲜、印度，喜马拉雅山区、非洲、中美。

**药用部位**：全草。

**功效**：行气，活血，通淋，利小便。

**主治**：热淋，小便不通，跌打损伤，吐血。

**用法用量**：内服：煎汤，鲜者，15~30克；或烧存性研末。

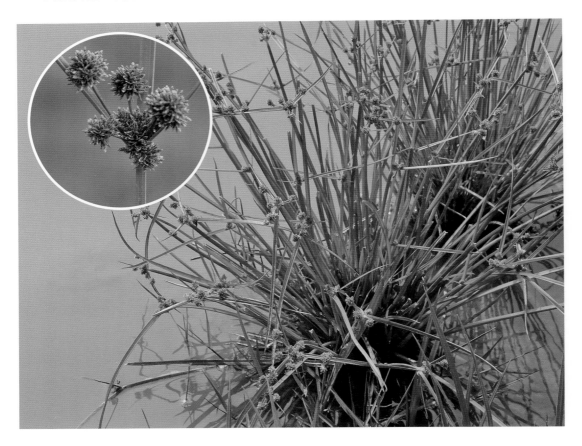

# 香附子

**拉丁名**：*Cyperus rotundus* L.

**性状**：草本。

**生境分布**：生长于山坡荒地草丛中或水边潮湿处。广布于世界各地。

**药用部位**：根茎。

**功效**：理气解郁，调经止痛。

**主治**：肝郁气滞，胸胁胀痛，疝气疼痛，乳房胀痛，脾胃气滞，脘腹痞闷，胀满疼痛，月经不调，经闭痛经。

**用法用量**：内服：煎汤，4.5~9克；或入丸，散。外用：研末撒、调敷或作饼热熨。

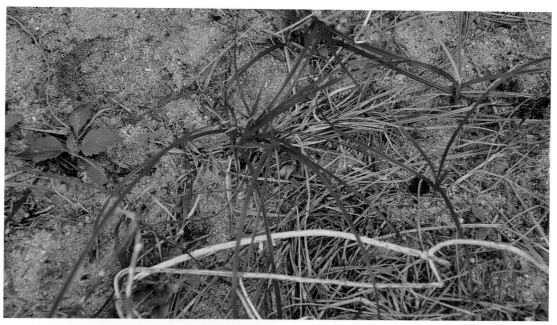

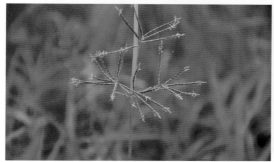
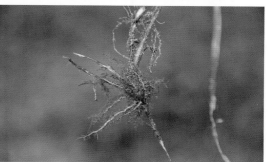

# 短叶水蜈蚣

**拉丁名**：*Kyllinga brevifolia* Rottb.

**性状**：多年生草本。

**生境分布**：生长于山坡荒地、路旁草丛中、田边草地、溪边、海边沙滩上。分布于非洲西部热带地区、马尔加什、喜马拉雅山区、中国、印度、缅甸、越南、马来西亚、印度尼西亚、菲律宾、日本及其琉球群岛和澳洲、美洲。

**药用部位**：全草。

**功效**：疏风解表，清热利湿，止咳化痰，祛瘀消肿。

**主治**：感冒风寒，寒热头痛，筋骨疼痛，咳嗽，疟疾，黄疸，痢疾，疮疡肿毒，跌打损伤。

**用法用量**：内服：煎汤，鲜者 30~60 克；或捣汁。外用：捣敷。

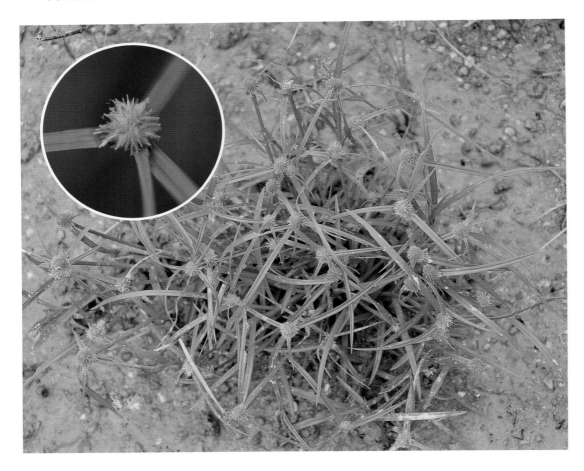

# 单穗水蜈蚣

**拉丁名**：*Kyllinga triceps* Rottb.

**性状**：多年生草本。

**生境分布**：生长于由坡林下、沟边、田边近水处、旷野潮湿处。分布于喜马拉雅山区，中国、印度、缅甸、泰国、越南、马来西亚、印度尼西亚、菲律宾、日本琉球群岛，澳洲以及美洲热带地区。

**药用部位**：全草。

**功效**：宣肺止咳，清热解毒，散瘀消肿，杀虫截疟。

**主治**：感冒咳嗽，百日咳，咽喉肿痛，痢疾，毒蛇咬伤，疟疾，跌打损伤，皮肤瘙痒。

**用法用量**：内服：煎汤，30~60克。外用：适量，捣敷；或煎汤洗。

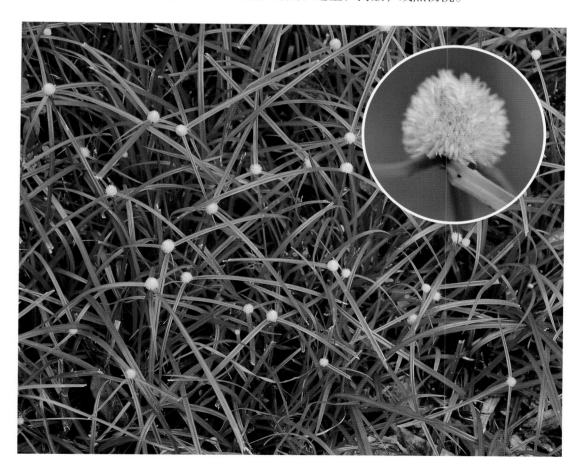

# ● 禾本科（Poaceae）

# 香 茅

**拉丁名：** *Cymbopogon citratus* (DC.) Stapf

**性状：** 多年生密丛型具香味草本。

**生境分布：** 广泛种植于热带地区，西印度群岛与非洲东部也有栽培。

**药用部位：** 叶。

**功效：** 具抗菌能力，可治疗霍乱、急性胃肠炎及慢性腹泻，滋润肌肤有助于女性养颜美容之用。

**主治：** 胃痛，腹痛，头痛，发烧解除头痛，发热，疱疹等，利尿解毒，消除水肿及多余脂肪。

**用法用量：** 内服，煎汤 6~15 克。外用，适量，水煎洗或研末敷。

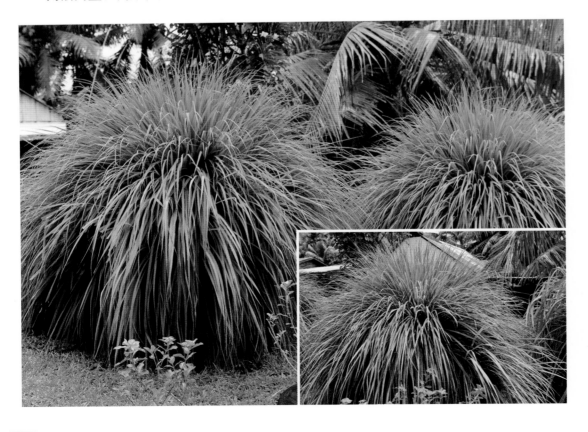